Sonntag

Neurologie und Psychiatrie für Heilpraktiker

Wissen für Prüfung und Praxis

Burkhard Voß

71 Abbildungen

Sonntag Verlag · Stuttgart

Bibliografische Information
Der Deutschen Bibliothek

Die Deutsche Bibliothek verzeichnet diese Publikation in der Deutschen Nationalbibliografie; detaillierte bibliografische Daten sind
im Internet über http://dnb.ddb.de abrufbar.

Anschrift des Verfassers:

Dr. med. Burkhard Voß
Lutherstr. 53–55
47805 Krefeld

Umschlaggestaltung: Thieme Verlagsgruppe
Umschlaggrafik: PhotoDisc
Zeichnungen:
Abb. 1, 23, 30, 31, 47, 54 Norbert Baasner
Abb. 29 Christine von Solodkoff

Unsere Homepage:
www.sonntag-verlag.com

Printed in Germany 2004

Satz: Hofacker DDV, 73614 Schorndorf
Druck: Westermann Druck, 08014 Zwickau
Grundschrift: 8.7/10.9pp Gulliver, System: 3b2

ISBN 3-8304-9061-5 1 2 3 4 5 6

Produkthaftungsausschluss
Alle in diesem Buch enthaltenen Angaben, Ergebnisse usw. wurden vom Autor nach bestem Wissen erstellt und von ihm und dem Verlag mit größtmöglicher Sorgfalt überprüft. Gleichwohl sind inhaltliche Fehler nicht vollständig auszuschließen. Daher erfolgen die Angaben usw. ohne jegliche Verpflichtung oder Garantie des Verlages oder des Autors. Sie übernehmen deshalb keinerlei Verantwortung für etwaige inhaltliche Unrichtigkeiten.

Inhaltsverzeichnis

Vorwort

Neurologie und Psychiatrie werden zumeist in einem Atemzug genannt, doch sie haben sich in den letzten Jahrzehnten zusehends auseinander entwickelt, was angesichts des rasanten medizinischen Fortschritts mit einer entsprechenden Zunahme an Erkenntnissen und Informationen genauso unausweichlich wie bedauernswert ist. Denn sie brauchen einander nach wie vor. Ohne fundierte neurologische Kenntnisse wird manche rein psychisch anmutende Erkrankung als tatsächlich organisch verursacht, nicht erkannt werden. Umgekehrt werden bei einer ausschließlich somatisch ausgerichteten Betrachtungsweise offensichtliche psychodynamische Zusammenhänge nicht sichtbar. Deswegen müssen grundlegende Kenntnisse beider Fächer vorhanden sein, um eine ganzheitliche Betrachtungsweise zu ermöglichen.

Wer anfängt, sich näher mit der **Neurologie** zu befassen, egal ob als angehender Arzt oder als zukünftiger Heilpraktiker, kann rasch den Eindruck bekommen, dass es sich um eine theoretisch-abstrakte sowie wenig anschauliche Disziplin der Medizin handelt. Für manche ist die Neurologie auch die „Lehre von den vielen seltenen Erkrankungen". Was stimmt – und gleichzeitig auch wieder nicht. Denn wenn man sich auf die epidemiologisch relevanten Erkrankungen konzentriert und die zugehörigen neuroanatomischen Voraussetzungen kennt, kann die Neurologie durchaus als transparent, logisch und nachvollziehbar erlebt werden. Neben Physiologie und Biochemie sind gründliche Kenntnisse der Anatomie in der gesamten Medizin die Voraussetzung für das Verständnis von Krankheiten, welches aber ganz besonders für die Neurologie gilt. Ohne genauere Kenntnisse der **Neuroanatomie** steht insbesondere der Anfänger hilflos vor der Fülle der neurologischen Symptome und Syndrome, so dass er ein wirkliches Verständnis dieser Erkrankungen nicht entwickeln kann. Wer jedoch die Neuroanatomie in ihren Grundzügen verstanden hat, der ist auch in der Lage, den Ort der Schädigung im Nervensystem zu erkennen und im Zusammenhang mit anderen Faktoren (z. B. Anamnese, Alter, zeitlicher Verlauf der Krankheitsentwicklung) die genaue Diagnose zu stellen. Aus diesem Grund steht die Neuroanatomie am Anfang des Buches und ist so ausführlich und anschaulich wie möglich dargestellt. Ich hoffe, dass die weiteren Kapitel des Buches dem in nichts nachstehen werden.

Im Gegensatz zur Neurologie ist die **Psychiatrie** gekennzeichnet durch die Vielzahl der Lehrmeinungen. So hilfreich logisches und ordnendes Denken in der Neurologie ist, in der Psychiatrie wird man alleine hiermit nicht zu einem tieferen Verständnis der psychischen Erkrankungen gelangen. Lebenserfahrung und Intuition sind im Umgang mit psychisch Kranken mindestens genauso wichtig, um Frustrationen und Enttäuschungen auf beiden Seiten zu vermeiden. Man muss gleichzeitig eine kritisch-distanzierte Beobachtungsgabe einbringen in Verbindung mit einer empathisch-wertschätzenden Grundhaltung dem Patienten gegenüber.

Die Bezeichnung der **psychischen Erkrankungen** erfolgt nicht durchgehend nach dem neuen Klassifikationssystem ICD-10, da hierin viele Begriffe (z. B. *Neurose*) kaum bzw. nicht aufgeführt sind, die auch heute noch ihre Berechtigung haben, da sie für das Verständnis vieler psychischer Erkrankungen von großer Wichtigkeit sind. Wichtig erschien mir auch, nicht jede psychiatrische Theorie ausführlich darzulegen, sondern das *gesicherte* Wissen aus dem Bereich der Psychiatrie möglichst pragmatisch und am klinischen Alltag orientiert darzustellen.

Krefeld, im Herbst 2003
Dr. med. Burkhard Voß

I. Neurologie

1. Neuroanatomie

1.1 Mikroskopische Anatomie

Nervenzellen

Das menschliche Gehirn besteht aus mehr als 180 Mrd. Nervenzellen, den sogenannten *Neuronen*. Diese sind die eigentlichen, funktionstragenden Zellen des Gehirns, die primär der Informationsverarbeitung und Informationsweiterleitung dienen. Daneben existieren die Zellen des Stütz- und Bindegewebes, die sogenannten *Gliazellen* (hauptsächlich Oligodendrozyten und Astrozyten).

▷ Für die **Abwehrfunktion** sind *Mesogliazellen* zuständig, welche primär aus dem Blut in das ZNS „eingewanderter" Makrophagen bestehen.

Die **Neurone** bestehen aus dem Zellkörper und den davon ausgehenden Dendriten und Axonen. Beide Strukturen dienen der Fortleitung von Impulsen, durch die Informationen kodiert werden (Abb. 1).

Aktionspotentiale

Die Impulse selber entstehen durch **Aktionspotentiale**. Die Aktionspotentiale wiederum werden durch unterschiedliche Ionenverteilungen entlang der Zellmembranen (Natrium- bzw. Kaliumionen) ausgelöst. Afferente Impulse (welche Informationen dem Zellkörper zuleiten) laufen über die Dendriten, efferente Impulse, durch die der Zellkörper Informationen weiter gibt, laufen über Axone. Die Axone sind gegenüber den Dendriten in deutlich geringerer Anzahl vorhanden und hier wird die Membran von einer zusätzlichen Myelinscheide umhüllt, die in definierten Abständen Einkerbungen aufweist, an denen die Aktionspotentiale entstehen. Hierdurch ist im wesentlichen eine deutlich schnellere Fortleitung der Impulse gewährleistet, als bei der Fortleitung im Bereich der Dendriten. Die Axone ihrerseits endigen in knopfartigen Auftreibungen der Membran, den sogenannten *Synapsen*, die Neurotransmitter (z. B. Acetylcholin) in Vesikelform enthalten. Wenn Aktionspotentiale in den Synapsenbereich gelangen, führt dies dazu, dass die

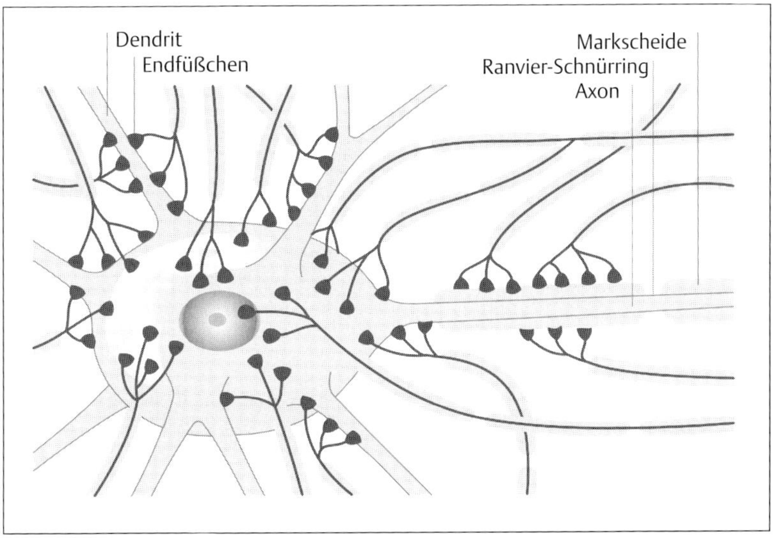

Abb. 1 Morphologie der Synapsen

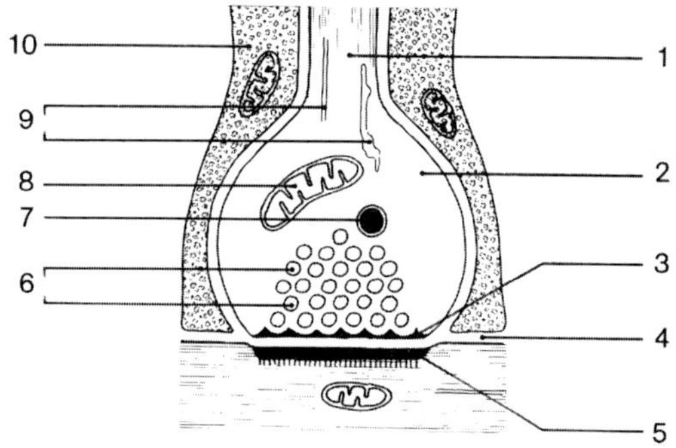

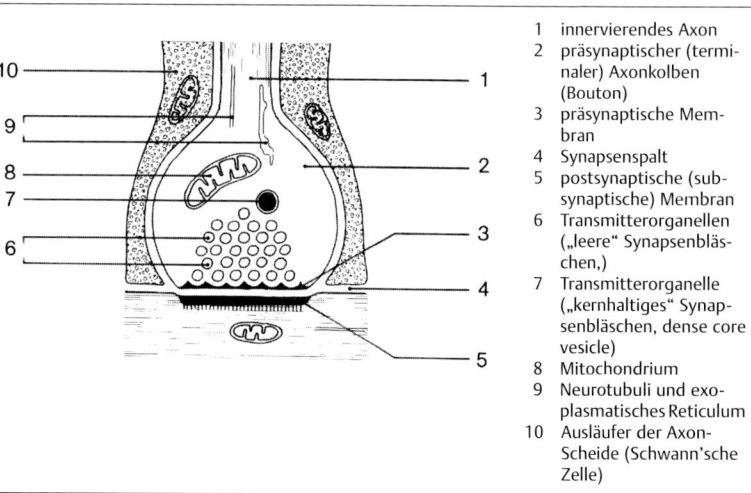

1 innervierendes Axon
2 präsynaptischer (terminaler) Axonkolben (Bouton)
3 präsynaptische Membran
4 Synapsenspalt
5 postsynaptische (subsynaptische) Membran
6 Transmitterorganellen („leere" Synapsenbläschen,)
7 Transmitterorganelle („kernhaltiges" Synapsenbläschen, dense core vesicle)
8 Mitochondrium
9 Neurotubuli und exoplasmatisches Reticulum
10 Ausläufer der Axon-Scheide (Schwann'sche Zelle)

Abb. 2 Schematische Darstellung der am häufigsten vorkommenden Synapsenformen und Arten der Wirkstoffübertragung. (Aus: H. G. Leonhardt, Töndury, K. Zilles [Hrsg.]: „Nervensystem Sinnesorgane", Thieme, Stuttgart 1987)

Vesikel mit der synaptischen Membran verschmelzen, wodurch die Neurotransmitter durch den synaptischen Spalt diffundieren und mit den Rezeptoren der post-synaptischen Membran nach dem Schloss-Schlüssel-Prinzip „andocken" können (Abb. 2).

Dies löst dann wiederum die Fortleitung von Aktionspotentialen aus, wodurch die Weiterleitung der kodierten Information gewährleistet ist.
In funktioneller Hinsicht wichtig sind auch die Liquor produzierenden Zellen des Plexus choroideus, der die vier Ventrikel auskleidet. Diese Zellen sind verantwortlich für die Produktion des Liquors (siehe „Liquor-Zirkulation").

1.1.1 Blut-Hirn-Schranke

Barriere – Funktion

Die Blut-Hirn-Schranke besteht aus dem Kapillarendothel, der darunter liegenden Basalmembran und den Ausstülpungen von Astrozyten, die eng aneinander gereiht an der Basalmembran der Hirnkapillaren liegen. Sie bilden die äußere Schicht der Blut-Hirn-Schranke.

▷ Die Blut-Hirn-Schranke dient als Barriere für Substanzen, die nicht in das Gehirn gelangen sollen.

Sie ist jedoch nicht im gesamten Gehirn vorhanden, sonst würden Psychopharmaka oder Drogen keine Wirkung haben. Sie existiert nicht im Bereich der Mittellinienstrukturen (z. B. Plexus choroidei, Corpus pineale). Die Regionen ohne Blut-Hirnschranke bezeichnet man als *neurohämale Zonen.*
Das Stützgewebe des peripheren Nervensystems sind die Schwann'schen Zellen, welche für die Myelinscheidenbildung zuständig sind.

1.2 Makroskopische Anatomie

ZNS

Das Nervensystem wird üblicherweise in ein zentrales und in ein peripheres Nervensystem eingeteilt.

Das zentrale Nervensystem besteht aus Gehirn und Rückenmark, das periphere Nervensystem beginnt ab den vom Rückenmark ausgehenden Nervenwurzeln und den sich daraus verzweigenden peripheren Nervenstämmen.

Das zentrale Nervensystem wird weiter unterteilt in eine graue und eine weiße Substanz. Dabei entspricht die graue Substanz den Zellkörpern, die weiße Substanz den auf- und absteigenden Bahnen. Im Bereich des Gehirns bestehen die Hirnrinde und die Basalganglien aus Nervenzellkörpern. Die Basalganglien wiederum sind Anhäufungen von Nervenzellkörpern im Bereich der basalen Ebenen des Gehirns und sind von der weißen Substanz umgeben. Funktionell dienen die Basalganglien den unwillkürlichen Bewegungen, dem Gedächtnis sowie den Emotionen (siehe unten).
Im Bereich des Rückenmarks ist die Verteilung der grauen und weißen Substanz umgekehrt: der innere Teil des Rückenmarks besteht aus der schmetterlingskonfigurierten grauen Substanz, die äußeren Abschnitte aus der weißen Substanz.

1.2.1 Hüllstrukturen des Gehirns und des Rückenmarks

Dura Mater

Das Gehirn ist eingebettet in mehrere umhüllende Strukturen, wobei die äußere die knöcherne Schädelkalotte darstellt. Diese wird nach innen hin ausgekleidet von der mit ihr fest verwachsenen harten Hirnhaut, der *Dura mater.* Innerhalb der Dura befinden sich starrwandige venöse Blutleiter, die sogenannten *Sinus*. Unterhalb der Dura liegt der Subduralraum, der zum Gehirn hin durch die Arachnoidea begrenzt wird, welche durch einige Ausstülpungen (Arachnoidalzotten) mit den Sinus verbunden ist (siehe „Liquorzirkulation"). Die Arachnoidea ist mit spinngewebsartigen Verzweigungen mit der Pia mater verbunden.

Subarachnoidalraum

Unterhalb der Arachnoidea befindet sich dann der mit Liquor gefüllte äußere Liquorraum des Gehirns, der sogenannte *Subarachnoidalraum*. Innerhalb dieses Subarachnoidalraumes verlaufen auch insbesondere im Bereich der Schädelbasis die arteriellen Gefäße. Die letzte umhüllende Struktur des Gehirns ist die *Pia mater*, die auch die Gehirnwindungen auskleidet (Abb. 3).

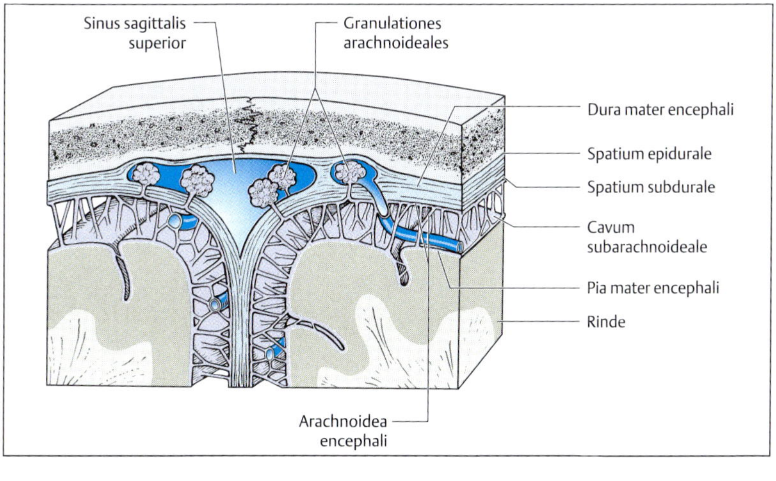

Abb. 3 Schematischer Frontalschnitt zur Darstellung der Gehirnhäute. (Aus: P. Duus: „Neurologisch-topische Diagnostik". 4. A., Thieme, Stuttgart 1987)

1.2.2 Liquorzirkulation

Liquorfunktionen

Der Liquor wird gebildet durch den Plexus choroideus, der sämtliche vier Ventrikel (innerer Liquorraum) des Gehirns auskleidet. Primär wird er jedoch in den Seitenventrikeln gebildet. Von dort aus fließt er über das Foramen interventrikulare in den dritten Ventrikel, der dann über den Aquädukt mit dem vierten Ventrikel verbunden ist. Vom vierten Ventrikel gibt es dann drei Öffnungen, die den inneren mit dem äußeren Liquorraum verbinden. Der Liquor passiert hier einmal die mittlere Öffnung (Foramen magendii), sowie die zwei seitlichen Öffnungen (Foramina luschkae). Von diesen Öffnungen gelangt er dann in den Subarachnoidalraum, wo er über die Arachnoidalzotten letztendlich in die Sinus und somit in das *venöse System* des Gehirns einfließt.

▷ Der Liquorraum hat ein Volumen von 130–150 ml und es werden pro Tag ca. 500 ml Liquor gebildet (Abb. 4a).

Der Liquor dient in erster Linie dem Schutz des druck- und stoßempfindlichen Gehirns. Bei einem gestörten Abfluss des Liquors, z. B. durch Verlegung der Liquorpassage im Rahmen eines tumorösen Wachstums oder durch verminderte Resorption im Rahmen einer Entzündung im Bereich des äußeren Liquorraumes, kommt es zu einer Vergrößerung der inneren Liquorräume, was als Hydrozephalus (internus) bezeichnet wird.

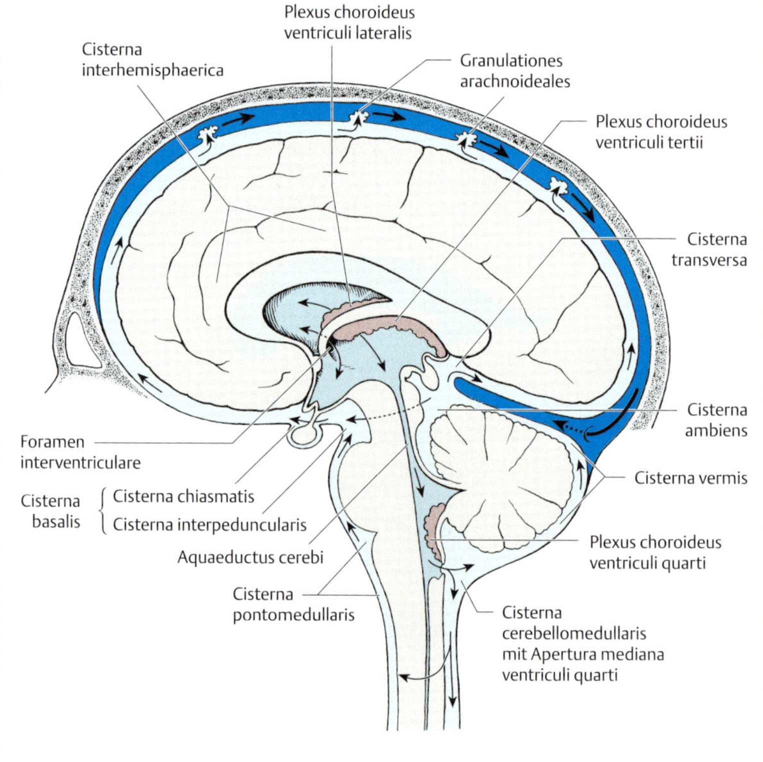

Abb. 4a Die Liquorzirkulation. (Aus: P. Duus: „Neurologisch-topische Diagnostik". 4. A., Thieme, Stuttgart 1987)

1.2.3 Arterielle und venöse Gefäße des Gehirns

Vereinfachend dargestellt kann man die arterielle Versorgung des Gehirns in ein vorderes und ein hinteres Stromgebiet einteilen.
Das **vordere Stromgebiet** besteht jeweils links und rechts aus der Arteria carotis interna. Sie entspringt aus der Arteria carotis communis und zieht im Bereich der Schädelbasis durch den Canalis caroticus in das Innere des Schädels, wobei sie als ersten Ast die Arteria ophthalmica zum Auge abgibt. Von der Arteria ophthalmica zweigt wiederum die Arteria centralis retinae zur Versorgung der Netzhaut ab.

Klinischer Hinweis: Bei hochgradigen Verengungen der Arteria carotis interna kann es durch Ablösung eines arteriosklerotischen Plaques zu einem kurzfristigen Verschluss der Arteria centralis retinae mit zeitweiliger Erblindung führen. Die Re-Kanalisierung des Gefäßes nach einigen Minuten bzw. Stunden erklärt man sich durch einen physiologischen, thrombusauflösenden Mechanismus. Diese flüchtige Erblindung auf einem Auge bezeichnet man als Amaurosis fugax und sie ist ein Warnsymptom für einen Infarkt im Carotisstromgebiet bzw. für einen kompletten Verschluss der Arteria carotis interna.

Neben dem Auge versorgt die Arteria carotis interna ca. 2/3 der vorderen Gehirnabschnitte (Frontal- und Parietallappen, den größten Teil des Temporallappens sowie das Diencaphalon).
Das **hintere Stromgebiet** wird durch die beiden Arteriae vertebrales gebildet, die jeweils links und rechts aus der Arteria subclavia entspringen, entlang den Halswirbelkörpern nach oben ziehen und durch das Foramen magnum in das Innere des Schädels eintreten. Die beiden Arteriae vertrebrales vereinigen sich zwischen Pons und Medulla oblongata zur Arteria basilaris, die sich dann in die beiden Arteriae cerebri posteriores verzweigt. Man nennt das hintere Stromgebiet auch das **vertebro-basiläre Stromgebiet**. Dieses versorgt den gesamten Hirnstamm, das Kleinhirn, Innenohr, Teile des Diencephalons und die beiden Okzipitallappen. Dem entsprechend kommt es bei Ischämien im vertebrobasilären Stromgebiet zu Symptomen wie Hemianopsie, cerebelläre Ataxie, Drehschwindel oder Doppelbilder.
Das vordere und das hintere Stromgebiet sind über Anastomosen-Arterien miteinander verbunden, welche den Circulus arteriosus cerebri (Circulus Willisii) bilden. Beispielsweise gibt die Arteria carotis interna jeweils eine Arteria communis posterior zur Arteria cerebri posterior ab.

- Das gesamte venöse Blut des Gehirns fließt letztendlich in die **intraduralen Sinus, welche aus einer Duplikatur der Dura entstehen und ein starrwandiges Gefäßlumen besitzen. Von den Sinus fließt das Blut dann jeweils rechts und links in die Vena jugularis interna.**
- Die Sinus wiederum erhalten das venöse Blut aus den **oberflächlichen und tiefen Gehirnvenen**.
- Der venöse Abfluss der kortikalen Gebiete des Gehirns erfolgt in die oberflächlichen Gehirnvenen, welche durch einen Spalt zwischen Arachnoidea und Dura verlaufen („Brückenvenen“ zwischen diesen beiden Hirnhäuten).

Klinischer Hinweis: Auch bei einem leichten Schädel-Hirn-Trauma kann es zum Zerreißen dieser Brückenvenen und zu einem Blutaustritt zwischen Dura mater und Arachnoidea kommen. Hieraus entsteht dann das subdurale Hämatom (siehe dort).

- Der subkortikale venöse Abfluss erfolgt über die **tiefen Hirnvenen**.

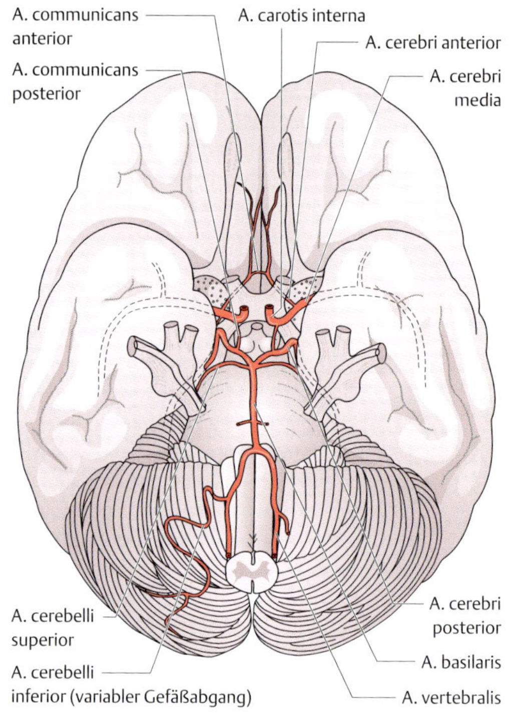

Abb. 4b Die beiden inneren Halschlagadern und die beiden Wirbelarterien versorgen das Gehirn mit sauerstoffreichem Blut. Letztere vereinigen sich vor dem Rautenhirn zur großen A. basilaris. Beachten Sie besonders die Verbindungen zwischen den verschiedenen Stromgebieten (A. communicans anterior und posterior). (Aus: J. Schwegler: „Der Mensch – Anatomie und Physiologie" S. 390, 391, Thieme, Stuttgart 1996)

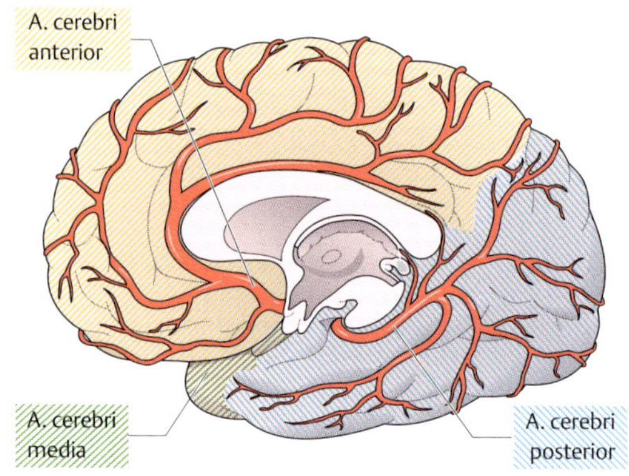

Abb. 4c Vordere und hintere Hirnarterie (A. cerebri anterior und posterior) teilen sich die Versorgung der Innenseite des Großhirns. Zwischen beiden besteht, außer an der Hirnbasis, keine weitere Verbindung. (Aus: J. Schwegler: „Der Mensch – Anatomie und Physiologie" S. 390, 391, Thieme, Stuttgart 1996)

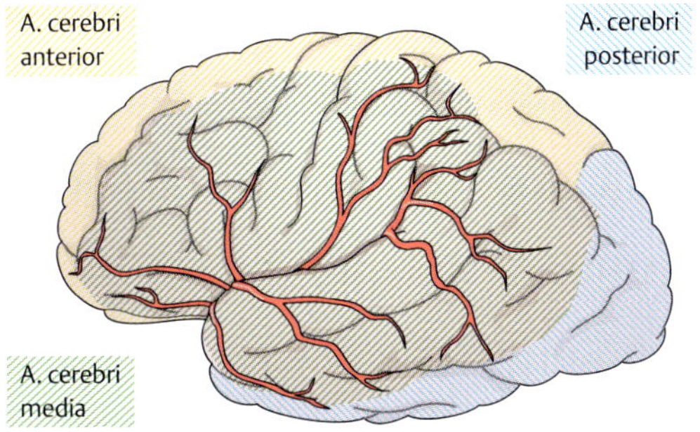

Abb. 4d An der Außenseite des Großhirns dominiert die mittlere Hirnarterie (A. cerebri media) die Blutversorgung. Es besteht wiederum, außer an der Hirnbasis, keine Verbindung zu anderen Arterien. (Aus: J. Schwegler: „Der Mensch – Anatomie und Physiologie" S. 390, 391, Thieme, Stuttgart 1996)

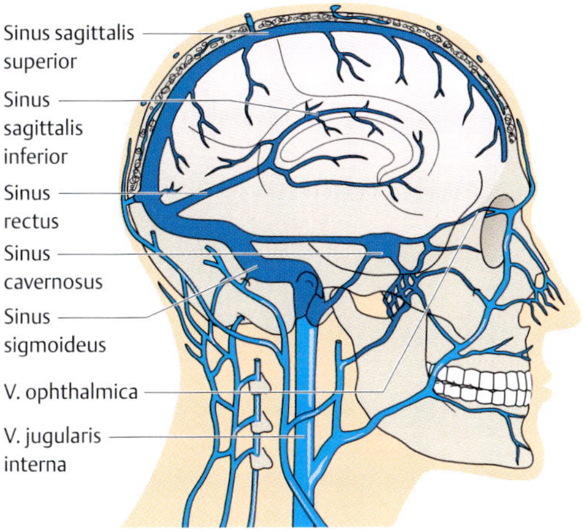

Abb. 4e Auf der Innenseite des Schädels liegen die großen venösen Blutleiter (Sinus). Die in der Mitte gelegenen Sinus sagittales teilen sich an der Schädelbasis, symmetrisch in die beiden Sinus sigmoidei auf. Diese leiten das sauerstoffarme Blut seitlich des großen Hinterhauptlochs durch die beiden inneren Halsvenen (Vv. Jugulares internae) in die obere Hohlvene ab. (Aus. J. Schwegler: „Der Mensch Anatomie und Physiologie" S. 390, 391, Thieme, Stuttgart 1996)

1.3 Aufbau des Gehirns

Großhirn

Das Gehirn lässt sich unterteilen in Großhirn, Kleinhirn sowie in den Hirnstamm (Abb. 5).

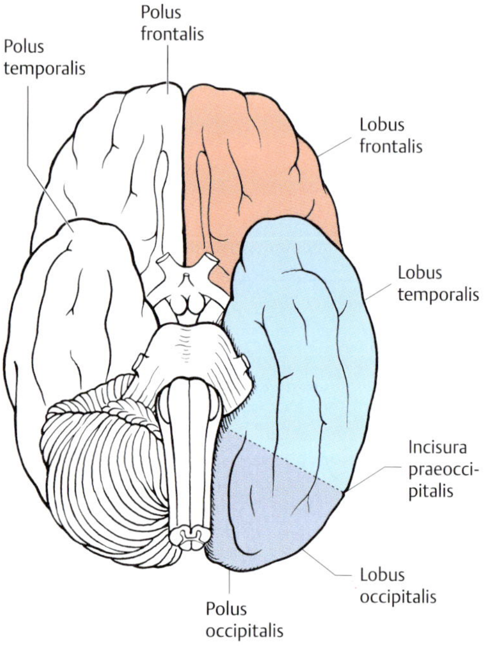

Abb. 5 Basale Ansicht des Gehirns nach Entfernung der linken Kleinhirnhälfte. (Aus: P. Duus: „Neurologisch-topische Diagnostik" 4. A., Thieme, Stuttgart 1987)

Das Großhirn selber imponiert durch zahlreiche Windungen (Gyri) und die dazwischen liegenden Furchen (Sulci). Es unterteilt sich in eine rechte und eine linke Hirnhälfte, die wiederum aus je vier Hirnlappen bestehen, dem Stirnlappen (Lobus frontalis), dem Schläfenlappen (Lobus temporalis), dem Scheitellappen (Lobus parietalis) sowie dem Hinterhauptlappen (Lobus okzipitalis) (Abb. 6).

Prinzip des Überkreuzens

Einige Regionen der Hirnoberfläche lassen sich definierten Funktionen (neuropsychologischer, motorischer oder sensibler Natur) zuordnen.

▶ **Der vor dem Sulcus centralis liegende Gyrus präcentralis ist für die Willkürmotorik zuständig.**

Der letzte Impuls für eine Bewegung geht von diesem Hirnareal aus, wobei der rechte Gyrus präcentralis für die linke Körperhälfte zuständig ist und der linke Gyrus präcentralis für die rechte Körperhälfte. Dieses „Prinzip des Überkreuzens" liegt bei fast allen neurologischen Systemen vor (siehe auch „Neurologische Systeme"). Die Regionen des Gyrus präcentralis selber sind den einzelnen Körperregionen in unterschiedlicher Größe zugeordnet (Abb. 8).

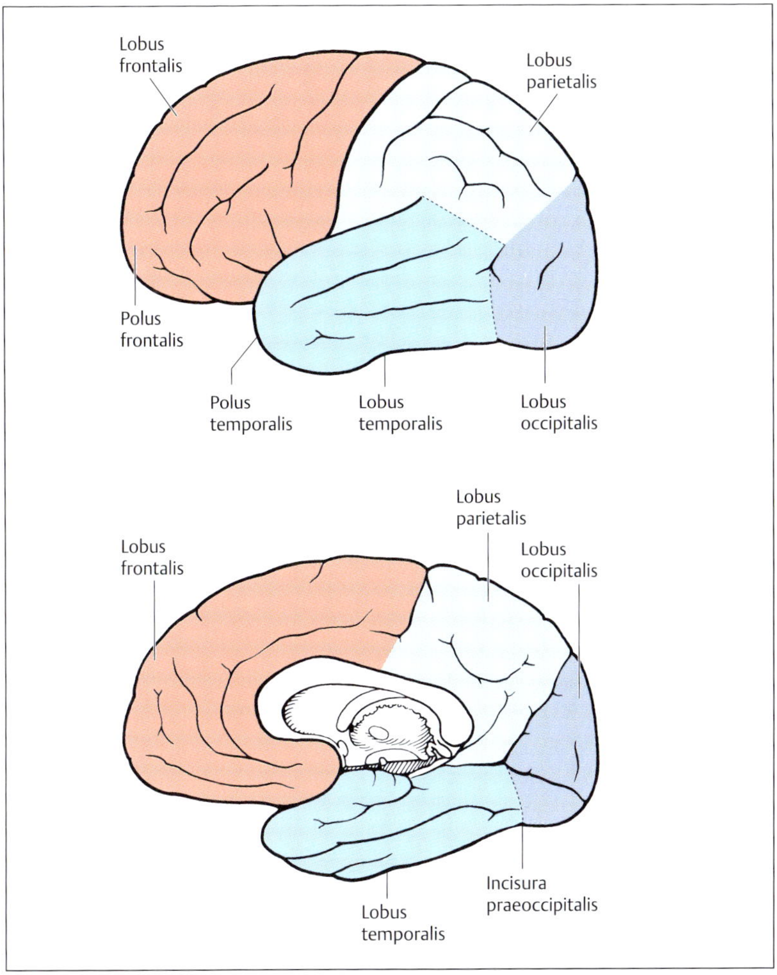

Abb. 6 Seitliche Ansicht der linken und mediale Ansicht der rechten Hemisphäre mit Darstellung der einzelnen Hirnlappen. (Aus: P. Duus: „Neurologisch- topische Diagnostik" 4. A., Thieme, Stuttgart 1987)

Ipsilateral – kontralateral

In diesem Zusammenhang sollten die neurologisch wichtigen Begriffe **ipsilateral** und **kontralateral** erläutert werden.

▷ **Ipsilateral** heißt: Auf der gleichen Seite liegend.
Kontralateral auf der Gegenseite liegend.

Beispiel: Bei einer Läsion im Bereich der rechten Hemisphäre findet sich häufig eine kontralaterale (linksseitige) Hemiparese.
Wenn eine eitrige Mittelohrentzündung in den Canalis facialis einbricht, resultiert hieraus eine *ipsilaterale periphere Fazialisparese.*

Sensibilität

Die groteske Verzerrung der tatsächlichen körperlichen Verhältnisse kommt durch die funktionelle Bedeutsamkeit der verschiedenen Körperteile zustande, so dass z. B. die Mimik und die Hand in der Hirnrinde (kortikal) ausgedehnt repräsentiert sind. Hinter dem Sulcus centralis befindet sich der Gyrus postcentralis. Hier endigen die sensiblen Afferenzen des gesamten Körpers.

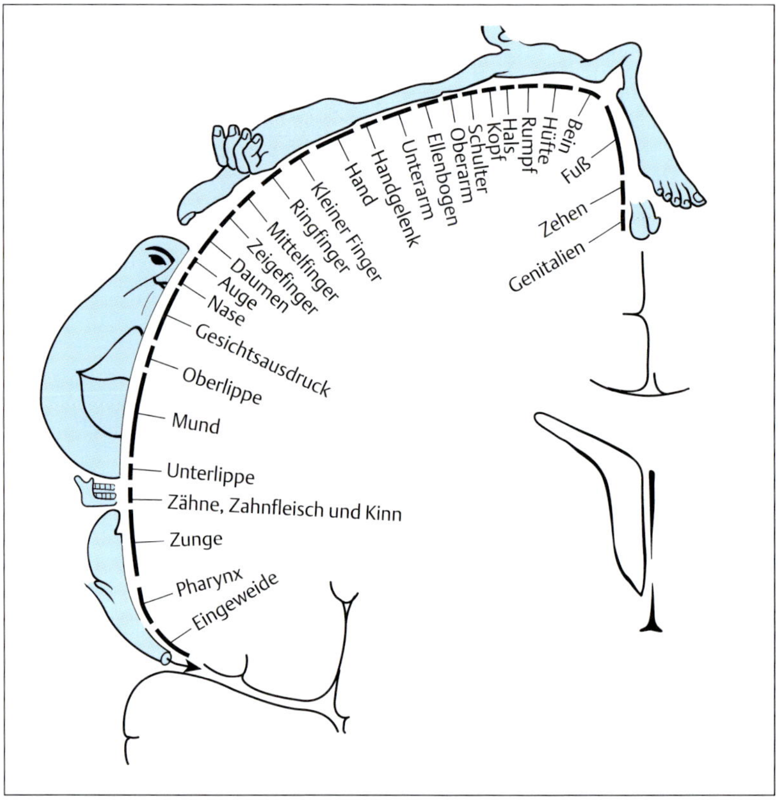

Abb. 7 Die Größenverhältnisse der primären sensorischen Rindenfelder beim Menschen. (Aus: P. Duus: Neurologisch-topische Diagnostik, 7. A., Thieme, Stuttgart 2001

▶ **Der Gyrus postcentralis ist somit die kortikale Repräsentation der Sensibilität des Körpers.**

Einfach ausgedrückt ist damit gemeint, dass dem Menschen hier bewusst wird, was er empfindet (Abb. 7).

▶ **Die kortikale Repräsentation des Sehens befindet sich im Lobus okzipitalis.**

Sehen

Wichtig ist hierbei, dass der linke Lobus okzipitalis für das rechte Gesichtsfeld zuständig ist und dem entsprechend der rechte Lobus okzipitalis für die linke Gesichtsfeldhälfte. Näheres siehe unter „visuelles System".
Gyrus präcentralis, Gyrus postcentralis und der Lobus okzipitalis haben sowohl auf der rechten als auch auf der linken Hemisphäre qualitativ jeweils die gleichen Aufgaben. Andere wichtige kortikale Areale sind lateralisiert, das heißt ihre Funktion hängt davon ab, ob das entsprechende kortikale Areal sich auf der linken oder auf der rechten Hirnhälfte befindet.

▶ **Das Sprachzentrum befindet sich bei über 90 % der Menschen auf der linken Hemisphäre.**

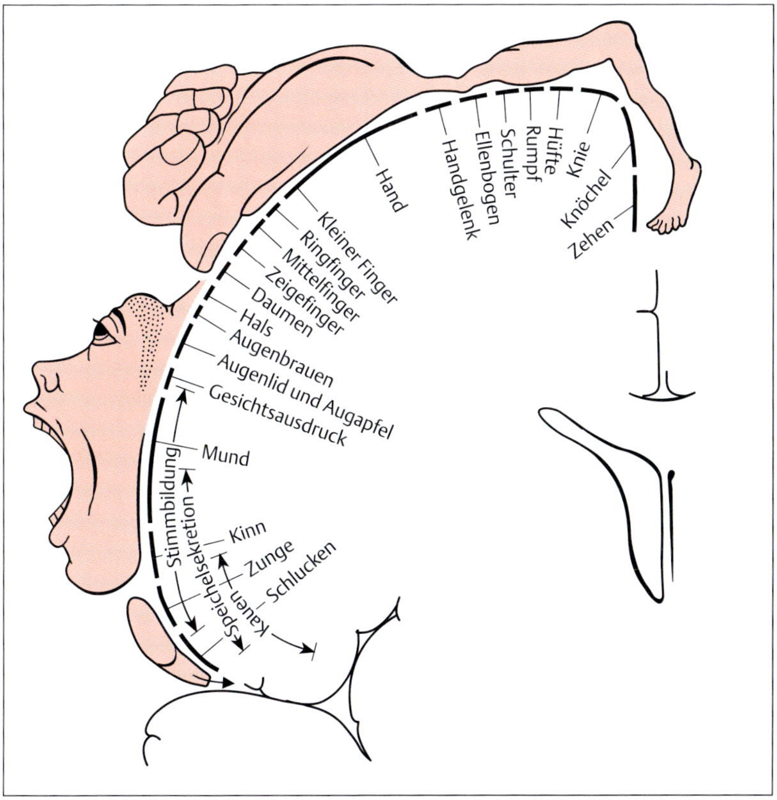

Abb. 8 Die Größenverhältnisse der motorischen Rindenfelder beim Menschen. (Aus: P. Duus: Neurologisch-topische Diagnostik, 7. A., Thieme, Stuttgart 2001

Es ist auch weitestgehend unabhängig davon, ob der betreffende Mensch Links- oder Rechtshänder ist. Auch bei Linkshändern ist das Sprachzentrum zu weit über 50% links lateralisiert. Das Sprachzentrum kann unterteilt werden in ein *motorisches Sprachzentrum* (Broca-Zentrum), welches häufig im Bereich des Gyrus frontalis inferior lokalisiert ist und ein *sensorisches Sprachzentrum* (Wernicke-Zentrum), welches häufig im Bereich des Gyrus temporalis superior lokalisiert ist (Abb. 9).

Auch der rechte und der linke Lobus parietalis weisen unterschiedliche Funktionen auf. Während der rechte Lobus parietalis überwiegend für die räumliche Orientierung zuständig ist, ist der linke Lobus parietalis überwiegend für die Rechts-Links-Unterscheidung zuständig.

Weiße Substanz

Unterhalb des Kortex befindet sich die sogenannte *weiße Substanz*, die für die Summe der Fasern der Nervenzellkörper steht. Prinzipiell unterscheidet man hier Assoziationsfasern von Kommissurfasern. Die Assoziationsfasern verbinden unterschiedliche kortikale Regionen der gleichen Hemisphäre, wo hingegen Kommisurfasern gleiche kortikale Regionen der rechten und der linken Hemisphäre verbinden. Hierdurch können die unterschiedlichen neuronalen Systeme miteinander kommunizieren und Informationen austauschen.

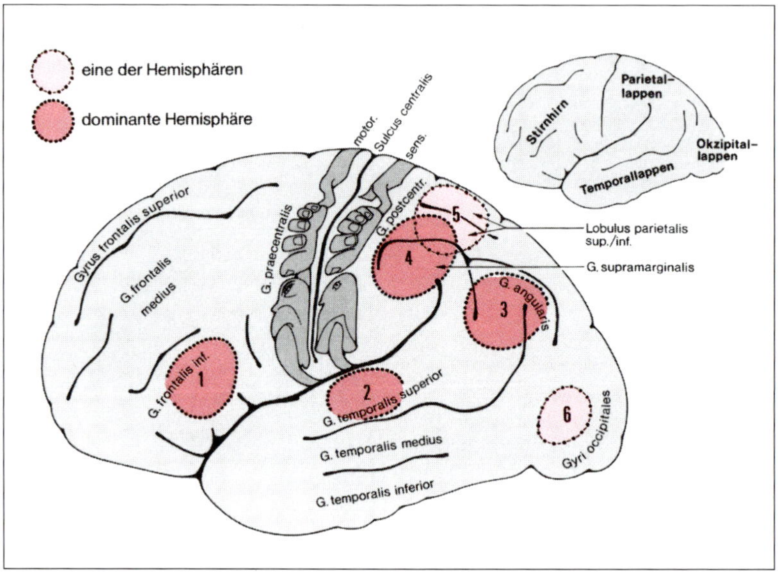

Abb. 9 Großhirnrinde mit den vier Lappen. Repräsentationen wichtiger neuropsychologischer Funktionen. (Aus: M. Mumenthaler: „Neurologische Differentialdiagnostik" 3. A., Thieme, Stuttgart 1988)

1.3.1 Die Basalganglien

Basalganglien

Die Basalganglien sind inmitten der weißen Substanz bihemisphärisch eingebettet und befinden sich in den basalen, das heißt unteren Abschnitten des Gehirns, die einen engen topographischen Bezug zur Schädelbasis aufweisen. Sie haben recht unterschiedliche Funktionen.

Das Putamen, Globus pallidus, Nucleus caudatus sowie die Substantia nigra sind, ganz vereinfacht ausgedrückt, für automatische Bewegungsmuster zuständig, für die der Mensch kaum Aufmerksamkeit oder Konzentration benötigt, z. B. Schalten beim Autofahren etc. (Abb. 10 und 11).

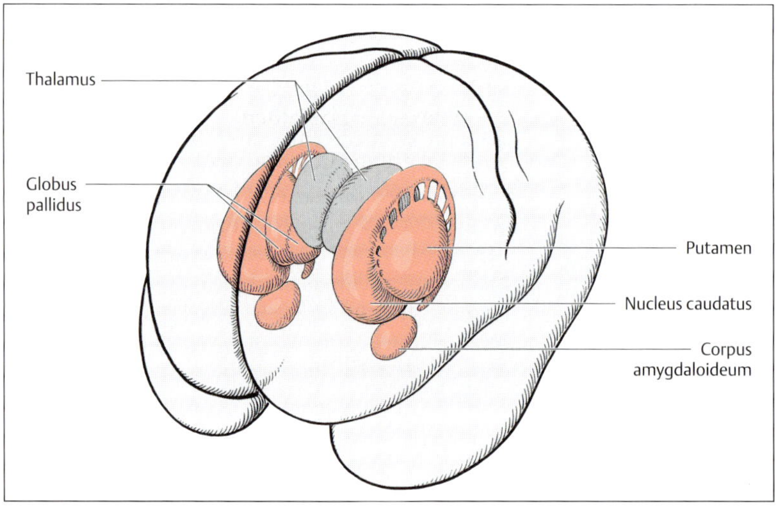

Abb. 10 Ansicht der Basalganglien in ihrer Lage zueinander. (Aus: P. Duus: „Neurologisch-topische Diagnostik" 4. A., Thieme, Stuttgart 1987)

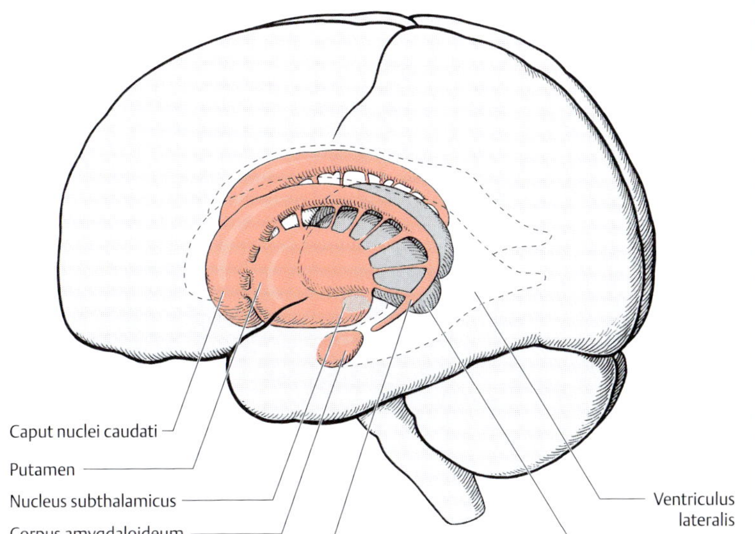

Abb. 11 Ansicht der Basalganglien von der Seite im Verhältnis zum Ventrikelsystem. (Aus: P. Duus: „Neurologisch-topische Diagnostik" 4. A., Thieme, Stuttgart 1987)

Thalamus

Die wichtigste Schaltstelle der Sensibilität stellt der **Thalamus** dar, auch „Tor zum Bewusstsein" genannt. Nahezu alle sensorischen Afferenzen werden im Thalamus auf die entsprechenden Neurone verschaltet, welche dann die entsprechenden Areale im Kortex erreichen, wo sie dem Menschen bewusst werden. Die Ausnahme hiervon sind Geruchswahrnehmungen, die über das Limbische System wahrgenommen werden.

1.3.2 Kleinhirn (Cerebellum)

Kleinhirn

Das Kleinhirn befindet sich unterhalb des Lobus okzipitalis und Lobus temporalis innerhalb der hinteren Schädelgrube. Vor dem Cerebellum befinden sich die *Medulla oblongata* und der Pons (Brücke). Interessanterweise besitzt das Kleinhirn mehr Nervenzellen als das Großhirn!

▶ **Das Kleinhirn ist das wichtigste Integrationszentrum für die Koordination von Bewegungsabläufen.**

Durch afferente Impulse wird es über sämtliche Bewegungsabläufe des Körpers informiert und kann dann über efferente Impulse hierauf modulierend einwirken, um die Präzision von Bewegungsabläufen zu sichern.
Dadurch, dass die cerebellären Bahnen sowohl auf Hirnstammniveau als auch auf segmentalem Niveau des Rückenmarks kreuzen, sind die jeweiligen Kleinhirnhemisphären für die gleichseitigen Körperhälften zuständig.

1.3.3 Hirnstamm

Hirnstamm

Der Hirnstamm gliedert sich in Medulla oblongata, Pons und Mesencephalon (Abb. 12).

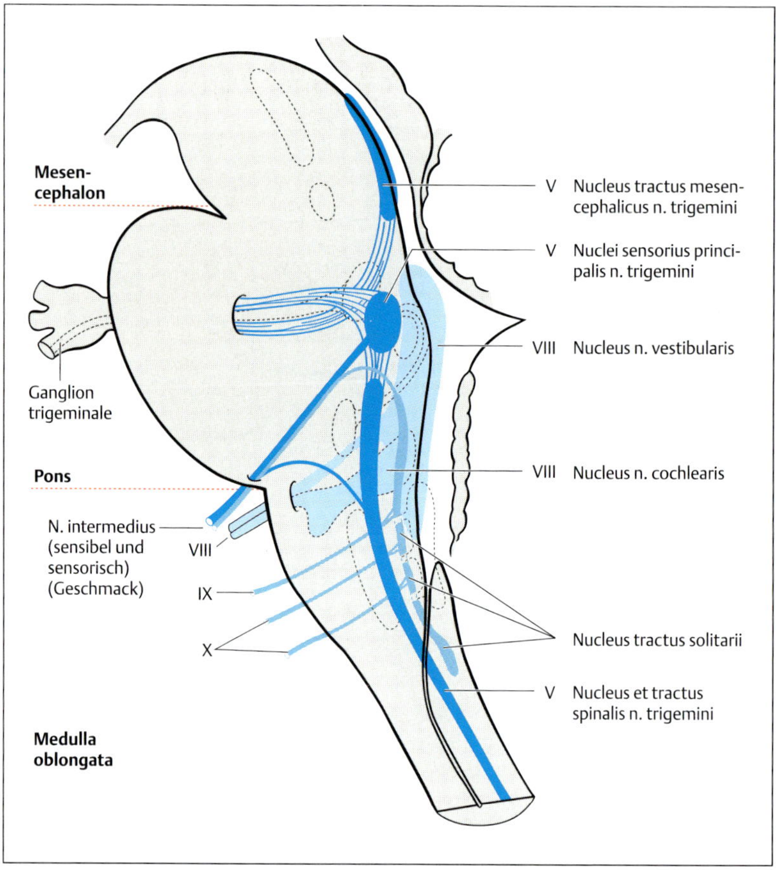

Abb. 12 Schema der sensiblen und sensorischen Hirnnervenkerne in seitlicher Ansicht. (Aus: P. Duus: „Neurologisch-topische Diagnostik" 4. A., Thieme, Stuttgart 1987)

Die Medulla oblongata und der Pons bilden gemeinsam den Boden des vierten Ventrikels. Das Dach des vierten Ventrikels wird vom Kleinhirn gebildet. Die Medulla oblongata geht nach kaudal ohne scharfe Grenze über in das Rückenmark. In der Medulla oblongata und der Pons befinden sich u. a. in enger Lokalisation die auf- und absteigenden Bahnen des Rückenmarks auf ihrem Weg zum Groß- bzw. Kleinhirn.
Der gesamte Hirnstamm wird netzartig durchzogen von den Neuronen der Formatio reticularis.

▶ **Hierin befinden sich im Bereich der Medulla oblongata lebenswichtige Zentren, wie z. B. das Atemzentrum und das Kreislaufzentrum.**

ARAS

Darüber hinaus liegt auch das Brechzentrum in der Medulla oblongata. Im Bereich des Mesencephalons wird die Formatio reticularis als **a**ufsteigendes **r**etikuläres **a**ktivierendes **S**ystem (**ARAS**) bezeichnet. Diese Neurone haben eine aktivierende Funktion und erzielen diese Wirkung nach Verschaltung im Thalamus in den kortikalen Arealen des Großhirns.

▶ **Ein klinisch sehr wichtiger Kernkomplex im Bereich des Mesencephalons ist die Substantia nigra, die auch zu den Basalganglien gehört (s. o.). Ihre Zerstörung verursacht das Parkinson-Syndrom** (Abb. 13).

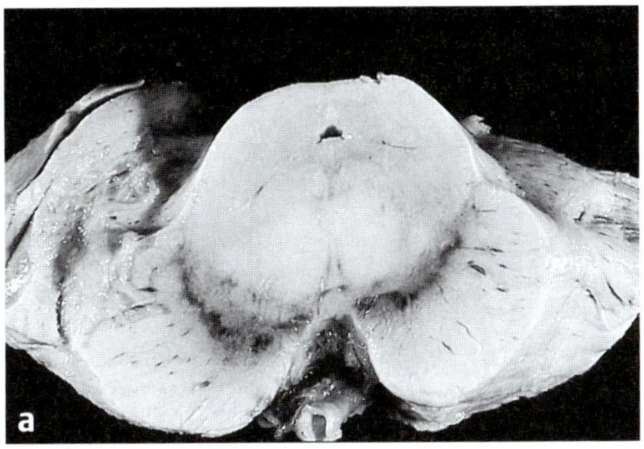

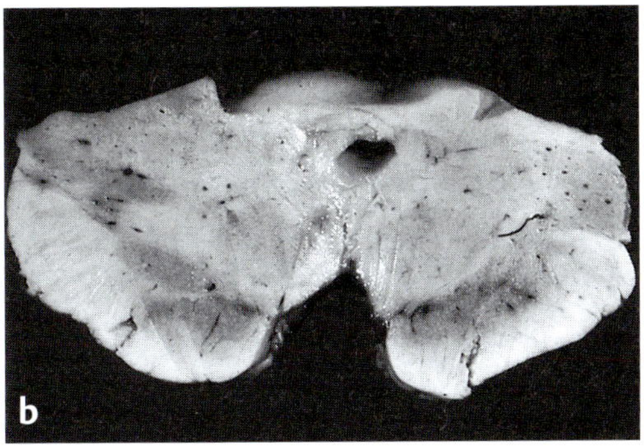

Abb. 13a u. b Makroskopische Veränderungen im Mittelhirn bei der Parkinson-Krankheit.
a Kräftig pigmentierte Substantia nigra bei einer Normalperson (Aus: B. Conrad, A. O. Ceballos-Baumann: „Bewegungsstörungen in der Neurologie", Thieme, Stuttgart 1996)
b Depigmentierte Substantia nigra bei der Parkinson-Krankheit; die Depigmentierung ist besonders in den lateralen Anteilen der Substantia nigra ausgeprägt. (Aus: B. Conrad, A. O. Ceballos-Baumann: „Bewegungsstörungen in der Neurologie", Thieme, Stuttgart 1996)

1.3.4 Zwischenhirn (Diencephalon)

Zwischenhirn

Das Diencephalon wird nach kaudal hin vom Mesencephalon und nach kranial vom Großhirn begrenzt. Es besteht im wesentlichen aus Thalamus, Hypothalamus, Hypophyse und Epiphyse (Abb. 14).

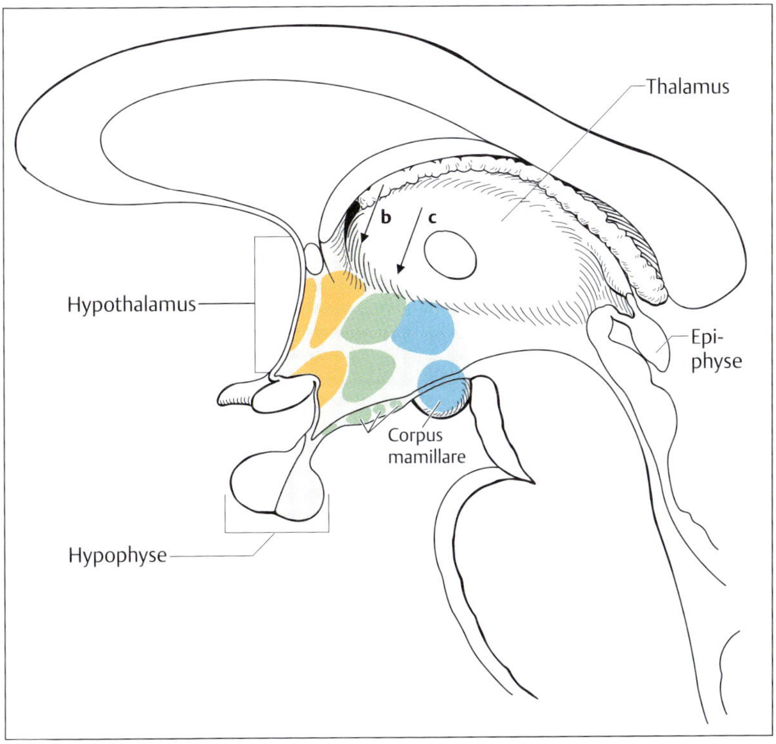

Abb. 14 Vegetative hypothalamische Kerne in seitlicher Ansicht.
(Aus: P. Duus: „Neurologisch-topische Diagnostik", 4. A., Thieme, Stuttgart 1987)

Hypothalamus

Die Funktion des Thalamus wurde schon bei den Basalganglien erklärt. Der **Hypothalamus** enthält als prominente Struktur die Corpora mamillaria, die eine wichtige Funktion in der Gedächtnisbildung haben.

▷ **Darüber hinaus ist der Hypothalamus das oberste Regulationszentrum des Endokrineums.**

Im Hypothalamus werden die für die Freisetzung der Hypophysenvorderlappenhormone erforderlichen Releasing-Hormone gebildet. Zudem werden aus dem Nukleus supraoptikus das Hormon Adiuretin sowie aus dem Nukleus paraventrikularis das Hormon Oxytozin an den Hypophysenhinterlappen abgegeben.

▸ Weitere wichtige Kerngebiete regulieren Atmung, Flüssigkeits- und Nahrungsaufnahme, Körpertemperatur, Kreislauf und viele andere Funktionen.

Hypophyse

Der Hypothalamus ist über den Hypophysenstiel mit der **Hypophyse** verbunden, die sich in einen *Hypophysenvorderlappen* und einen *Hypophysenhinterlappen* unterteilt. Die Sekretion von Adiuretin und Oxytozin geschieht unmittelbar aus dem Hypophysenhinterlappen, wobei diese Hormone im Hypothalamus produziert werden. Im Hypophysenvorderlappen werden die Hormone andrenokortikotropes Hormon (ACTH), thyreoidea-stimulierendes Hormon (TSH), follikel-stimulierendes Hormon (FSH), luteotropes Hormon (LH), Prolaktin (PRL), somatrotropes Hormon (STH) sowie melanozyten stimulierendes Hormon (MSH) gebildet und unter dem Einfluss von im Hypothalamus gebildeten Releasinghormonen ausgeschüttet.
In der Epiphyse wird das Hormon *Melatonin* produziert, welches wahrscheinlich für von der Tageszeit abhängige (zirkadiane) Rhythmen verantwortlich ist.

1.3.5 Hirnnerven

12 Hirnnerven

Es existieren insgesamt zwölf Hirnnerven, die neben dem Eigennamen in der Regel zusätzlich mit einer römischen Zahl gekennzeichnet sind.
Die **oberen Hirnnerven I** und **II** liegen oberhalb des Hirnstamms, alle übrigen Hirnnerven innerhalb des Hirnstamms (Abb. 15).

I. Riechnerv (Nervus olfactorius):
Der Nervus olfactorius leitet die Geruchsreize über Nasenschleimhaut, Bulbus- und Tractus olfactorius in das Limbische System.

II. Sehnerv (Nervus opticus):
Der Nervus opticus leitet die Seheindrücke von der Retina über das Chiasma optikum und den Tractus opticus zum Lobus occipitalis (siehe „Neurologische Systeme").

III. Nervus oculomotorius:
Dieser ist für die Hauptbewegungsrichtungen der Augäpfel zuständig. Zusätzlich verlaufen über den Nervus oculomotorius parasympathische Fasern, die für die Verengung der Pupille zuständig sind. Ebenfalls werden Hebung und Offenhalten der Lider über den Nervus oculomotorius gesteuert. Auch erfolgt die parasympathische Innervation des Musculus ciliaris über den Nervus oculomotorius.

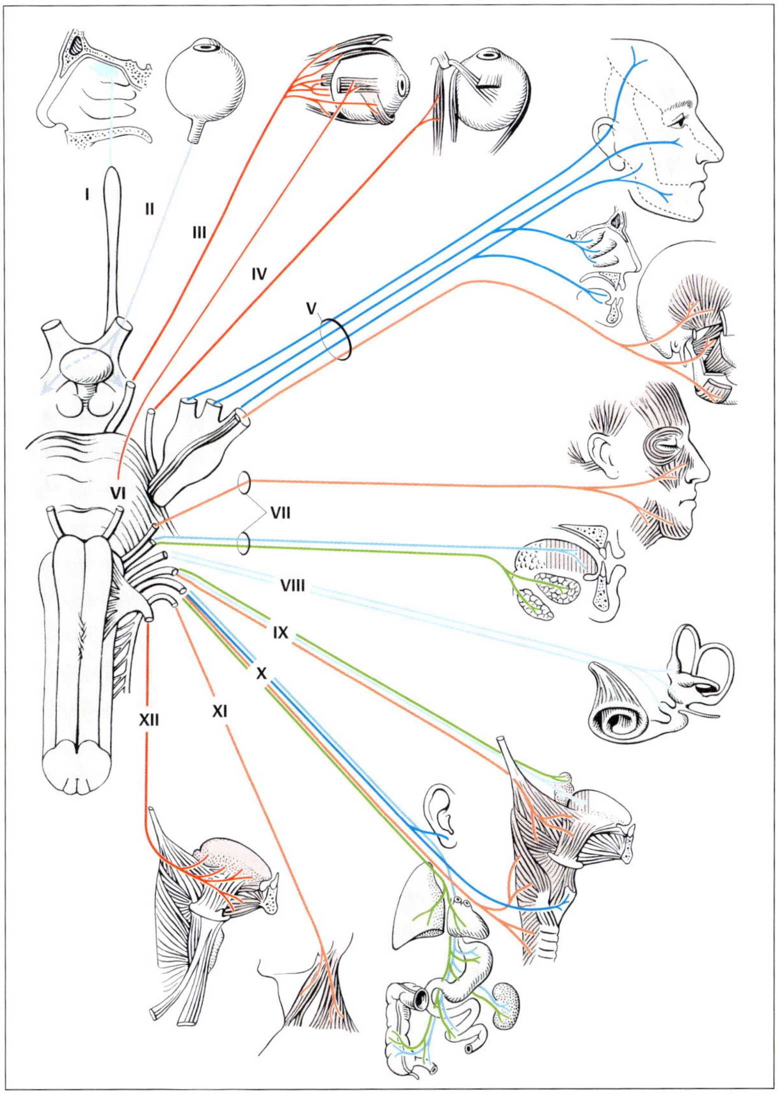

Abb. 15 Die Hirnnerven. (Aus: P. Duus: „Neurologisch-topische Diagnostik", 4. A., Thieme, Stuttgart 1987)

IV. Nervus trochlearis:
Dieser Nerv ist ebenfalls für die Augenbewegung zuständig, wobei er den Augapfel senkt und ein klein wenig nach innen rotieren lässt.

V. Nervus trigeminus:
Ein überwiegend sensibler Nerv für Gesicht, Nasen- und Mundhöhle. Mit dem kleineren motorischen Anteil innerviert er die Kaumuskulatur.

VI. Nervus abducens:
Dies ist der dritte für die Augenbewegung zuständige Nerv und er bewirkt, wie der Name schon sagt, eine Abduktion, das heißt eine Bewegung des Augapfels nach außen hin.

VII. Nervus facialis:
Ein überwiegend motorischer Nerv, der für die Muskulatur der Gesichtsmimik zuständig ist sowie für den Musculus stapedius, der das Zurückziehen des Steigbügels aus der Verbindung zum Innenohr bei zu lauten Geräuschen ermöglicht. Zusätzlich laufen mit ihm Fasern, die die Funktion der Nasen- und Tränendrüsen beeinflussen sowie die Speichelsekretion. Außerdem erfolgt die Geschmacksempfindung der vorderen zwei Drittel der Zunge über den Nervus facialis. Darüber hinaus innerviert er einen kleinen Teil des äußeren Ohres, Teile vom Gehörgang sowie die äußere Fläche der Membrana tympani.

VIII. Nervus vestibulocochlearis:
Über diesen Nerv verlaufen Impulse sowohl des Gehör- als auch des Gleichgewichtsorganes zum Hirnstamm, wo sie weiter verschaltet werden. Dies dient dann der Hörempfindung bzw. der Regulation des Gleichgewichtes.

IX. Nervus glossopharyngeus:
Der Nervus glossopharyngeus ist ein überwiegend sensibler Nerv, der für die Rachenhinterwand und das hintere Drittel der Zunge zuständig ist.

X. Nervus vagus:
Der Nervus vagus ist ein Teil des parasympathischen Nervensystems und reguliert in diesem Sinne die Organfunktionen des Brust- und des Bauchraumes bis hin zur linken Colonflexur.
Motorisch innerviert er das Gaumensegel sowie die Stimmbänder.

XI. Nervus accessorius:
Der Nervus accessorius ist ein rein motorischer Nerv und innerviert den Musculus sternocleidomastoideus sowie das obere Drittel des Musculus trapecius. Er ist somit für die Kopfwendung und die Schulterhebung zuständig.

XII. Nervus hypoglossus:
Der Nervus hypoglossus ist ebenfalls ein rein motorischer Nerv, der für die Zungenbewegung zuständig ist.

2. Neurologische Systeme

2.1 Pyramidales System (Pyramidenbahn)

Pyramidenbahn

Die Pyramidenbahn beginnt mit den Zellkörpern des Gyrus präcentralis. Die davon ausgehenden Nervenfasern bündeln sich im Bereich der Capsula interna und verlaufen dann über Mesencephalon, Pons und Medulla oblongata, wo sie unterhalb des Nervus hypoglossus zu 80 % zur kontralateralen Seite des Rückenmarks kreuzen. Die gekreuzten Fasern laufen dann weiter als Tractus corticospinalis lateralis. Sie endigen an den jeweiligen Alpha-Motoneuronen des Rückenmarks. Das erste Motoneuron umfasst somit die gesamte Strecke von den Zellkörpern des Gyrus präcentralis bis zur Endigung an den Alpha-Motoneuronen im Rückenmark, die das zweite motorische Neuron des pyramidalen Systems darstellen. Von dort aus gelangen die Fasern über die vordere Wurzel des Rückenmarks, den Spinalnerv sowie den danach aufzweigenden peripheren Nerven zur motorischen Endplatte, wo die Impulsübertragung auf den Muskel erfolgt (Abb. 16).

2.2 Eigen- und Fremdreflexe

Eigenreflex

Der Eigenreflex, womit fast ausschließlich der **Muskeleigenreflex** gemeint ist, nimmt seinen Ursprung von den Rezeptoren der Muskelspindeln, welche die Länge der Muskelfasern kontrollieren. Hierin wird ein Sollwert mit einem Istwert verglichen. Kommt es zu einer Längenänderung des Muskels, z. B. zu einer Dehnung durch Schlag mit dem Reflexhammer auf die Sehne des Muskulus quadrizeps femoris, so wird diese Änderung der motorischen Vorderhornzelle übermittelt, welche dann über das Axon Impulse fortleitet, die zu einer Kontraktion des Muskels und damit zu einer Angleichung des Istwertes an den Sollwert führt.

▷ Der Eigenreflex wird deshalb so genannt, weil Rezeptor und Effektor in einem Organ (Muskel) liegen. Er ist immer monosynaptisch, stereotyp und automatisch (Abb. 17).

Fremdreflex

Im Gegensatz dazu ist der **Fremdreflex** dadurch gekennzeichnet, dass Rezeptor und Effektor sich nicht im gleichen Organ befinden. Er ist polysynaptisch und ebenfalls stereotyp und automatisch (Abb. 18).

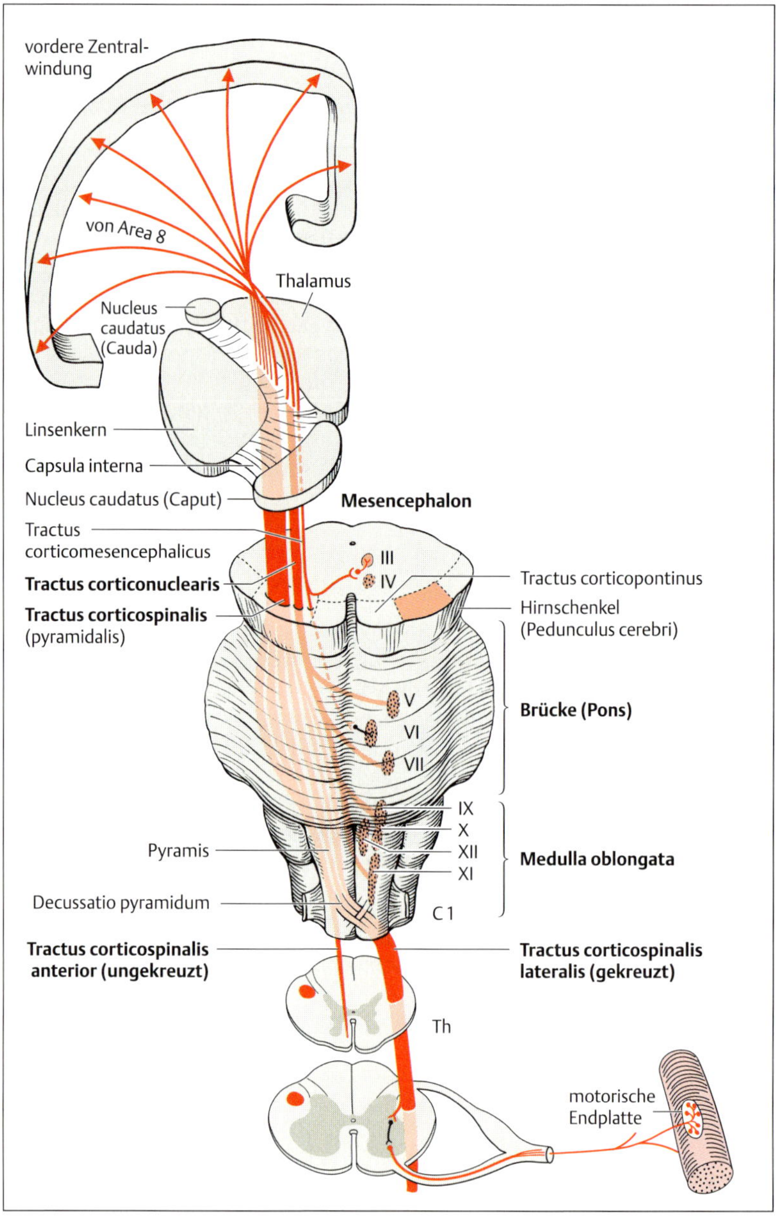

Abb. 16 Verlauf der Pyramidenbahn. (Aus: P. Duus: „Neurologisch-topische Diagnostik", 4. A., Thieme, Stuttgart 1987)

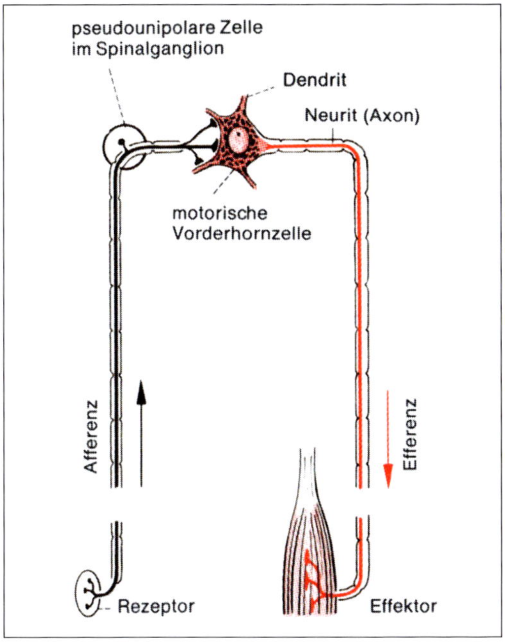

Abb. 17 Einfacher monosynaptischer Reflexbogen. (Aus: P. Duus: „Neurologisch-topische Diagnostik“, 4. A., Thieme, Stuttgart 1987)

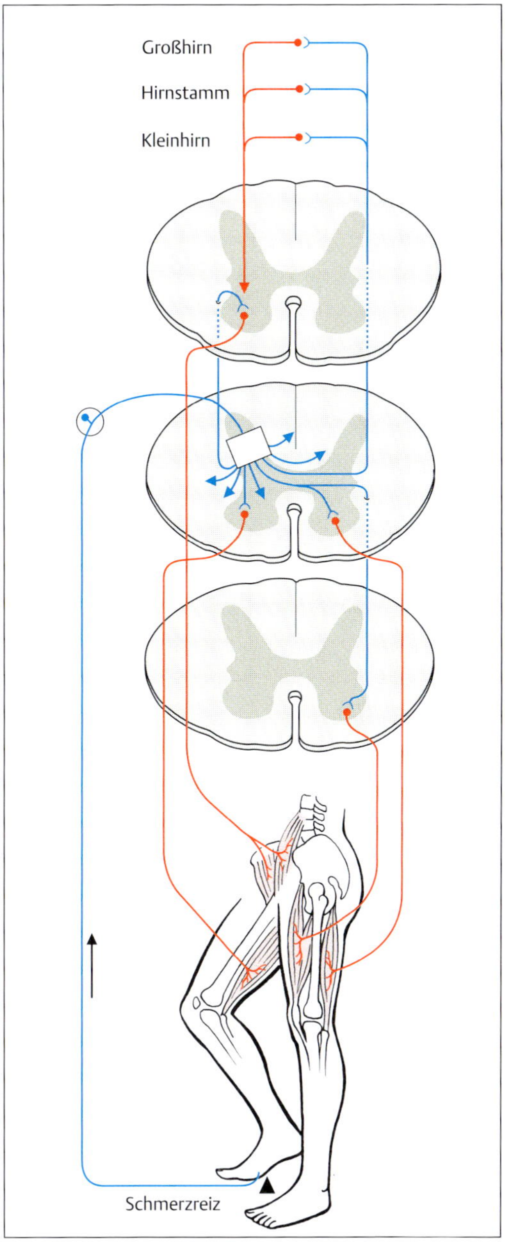

Abb. 18 Fremdreflex mit postsynaptischer Verknüpfung (Aus: P. Duus: „Neurologisch-topische Diagnostik“, 4. A., Thieme, Stuttgart 1987)

2.3 Das System der epikritischen Sensibilität (feine Berührung, Druck, Vibration)

Epikritische Sensibilität

Das 1. Neuron der epikritischen Sensibilität beginnt an den Mechano- und Druckrezeptoren, von wo aus Zellfortsätze über die peripheren Nerven bis hin zum Zellkörper im Spinalganglion laufen. Dann ziehen die Fasern über das Hinterhorn des Rückenmarks bis zur Medulla oblongata, wo sie an den Zellkörpern des 2. Neurons im Nucleus gracilis bzw. Nucleus cuneatus enden. Von dort aus ziehen Zellfortsätze im Lemniscus medialis nach kontralateral bis zum 3. Neuron im Thalamus, wo die Verschaltung zum ipsilateralen Gyrus postcentralis erfolgt (Abb. 19a u. b).

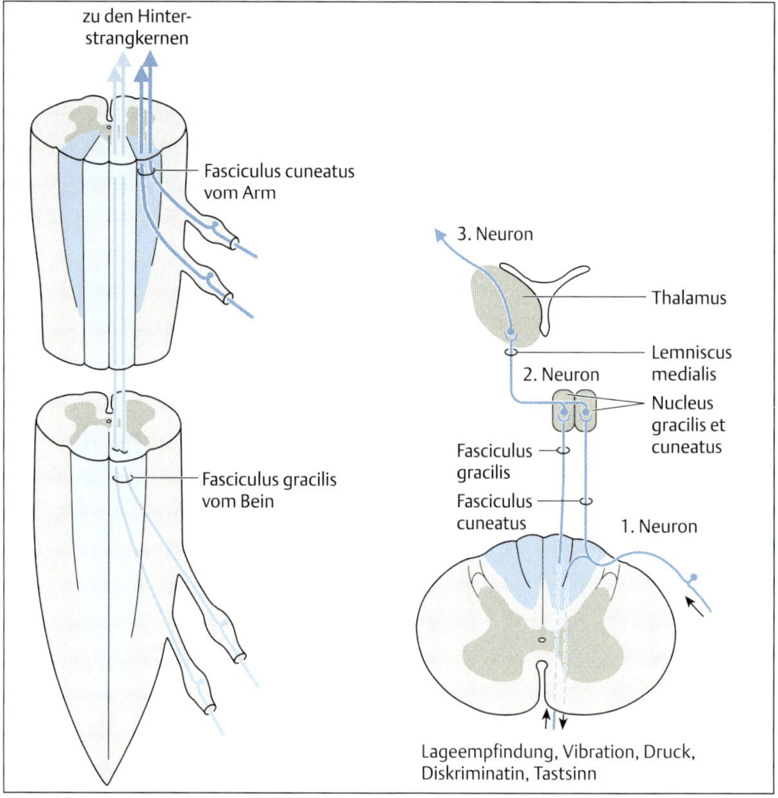

Abb. 19a u. b
a Funiculus posterior (Hinterstränge).
b Funiculus posterior (Hinterstränge).
(Aus: P. Duus: „Neurologisch-topische Diagnostik“, 4. A., Thieme, Stuttgart 1987)

Hinweis:

Für die Heilpraktikerprüfung ist es keinesfalls erforderlich, diese sicherlich komplizierten anatomischen Verhältnisse auswendig zu lernen. **Wichtig** ist nur, dass es **zwei unterschiedliche Systeme der Sensibilität** gibt, wobei das für Berührungsempfindungen (epikritische Sensibilität) erst auf Höhe der Medulla oblongata, das für Schmerzempfindungen schon auf segmentaler Rückenmarksebene zur Gegenseite kreuzt. Beide Systeme bestehen aus jeweils drei hintereinander verschalteten Neuronen, im Gegensatz zu zwei Neuronen beim pyramidalen System (siehe dort).

2.4 Das System der protopathischen Sensibilität (Schmerzempfindung)

Schmerzempfindung

Die Fasern des 1. Neurons der protopathischen Sensibilität beginnen an den Schmerzrezeptoren der Peripherie und ziehen über die peripheren Nerven bis zum Zellkörper im Spinalganglion, von wo aus dann die Fortsätze über das Hinterhorn in das Rückenmark ziehen. Dort erfolgt dann die Umschaltung auf das 2. Neuron, welches nach kontralateral zieht und weiter über den Tractus spinothalamicus lateralis verläuft, der dann im Thalamus auf das 3. Neuron umgeschaltet wird, von wo aus die Fasern ebenfalls zum Gyrus postcentralis ziehen (Abb. 20).

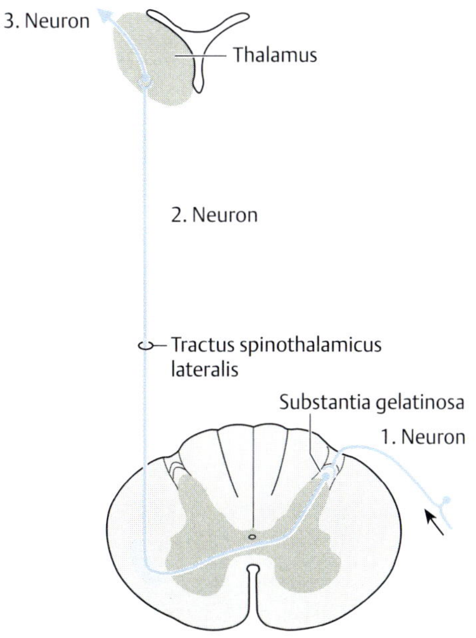

Abb. 20 Tractus spinothalamicus lateralis. (Aus: P. Duus: „Neurologisch-topische Diagnostik", 4. A., Thieme, Stuttgart 1987)

2.5 Visuelles System

Sehen

Das visuelle System beginnt mit dem 1. Neuron der Sehbahn, welches die Stäbchen und Zapfen der Retina sind. Der einfallende Lichtimpuls wird über bipolare Zellen (2. Neuron) zum dritten Neuron der Ganglienzellen weitergeleitet, welche dann den eigentlichen Sehnerv (Nervus opticus) bilden.

- ▶ **Wichtig** ist hierbei, dass die nasalen Anteile der Retina auf die Gegenseite kreuzen, während die Fasern der temporalen Hälfte der Retina ungekreuzt verlaufen.

Die Kreuzung wird als *Chiasma optikum* bezeichnet und hinter dem Chiasma optikum lautet die Bezeichnung *Tractus opticus*. Die Umschaltung auf das 4. Neuron erfolgt dann im Thalamus, von wo aus die Neurone zur Sehrinde des Lobus occipitalis ziehen.

Hemianopsie

Je nach Ort der Schädigung entstehen charakteristische Gesichtsfeldausfälle. Durch die genaue Bestimmung dieser Gesichtsfeldausfälle lässt sich dann der Läsionsort im Gehirn lokalisieren. So führt beispielsweise ein Hypophysentumor durch Druck auf das darüber liegende Chiasma optikum zu einer sogenannten *bitemporalen Hemianopsie* („Tunnelblick").
Eine Läsion der primären Sehrinde des Lobus occipitalis führt aufgrund der dargelegten anatomischen Verhältnisse zu einer kontralateralen, kompletten Hemianopsie (Abb. 21).

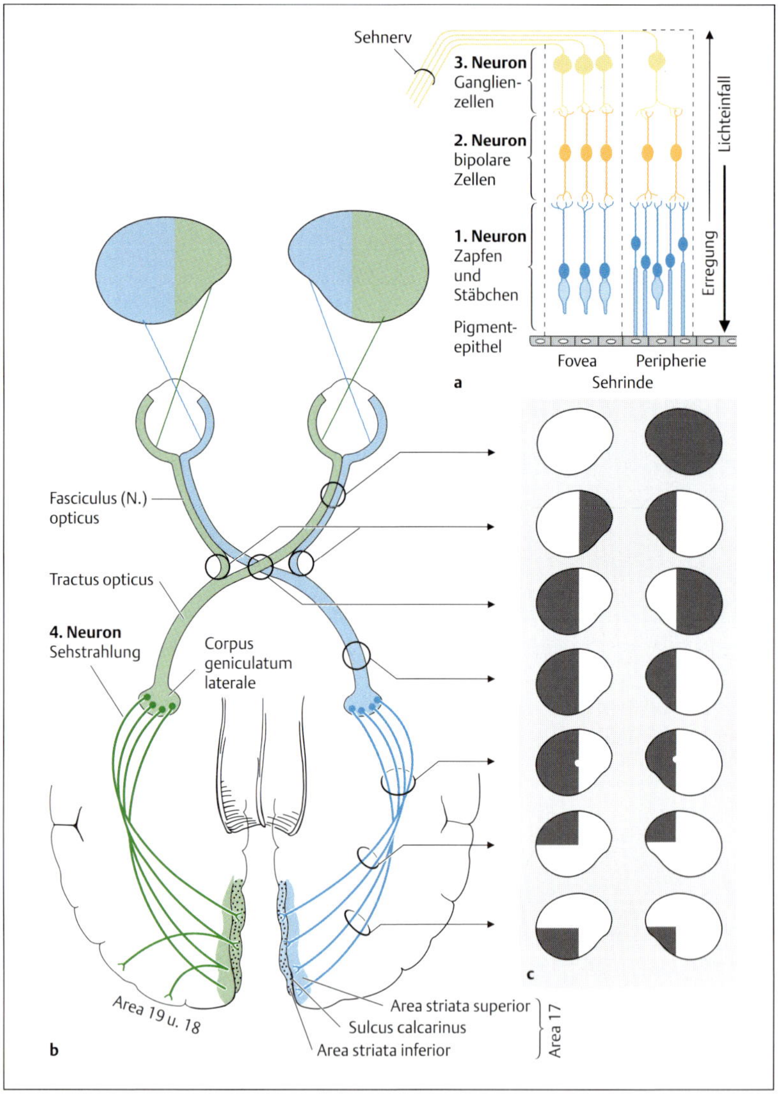

Abb. 21 N. (Fasciculus) opticus und die Sehbahn. **a** Schematische Darstellung des Aufbaus der Retina; **b** die Sehbahn mit eingezeichneten Herden; **c** die entsprechenden Gesichtsfeldausfälle. (Aus: P. Duus: „Neurologisch-topische Diagnostik", 4. A., Thieme, Stuttgart 1987)

2.5.1 Exkurs: Regulation der Pupillenweite

Pupillenweite

Die Pupillenweite wird hauptsächlich über die antagonistischen Funktionen des **Sympathikus** und **Parasympathikus** reguliert. Dabei verlaufen die parasympathischen Fasern, die für die Pupillenverengung zuständig sind, in den äußeren Anteilen des Nervus oculomotorius und können hier bei einer Druckeinwirkung, z. B. durch Blutung oder Tumor, durch Funktionsausfall zu einer einseitigen Pupillenerweiterung führen. Die unphysiologische Diskrepanz des Pupillendurchmessers wird dann als *Anisokorie* bezeichnet. Bei einer beispielsweise linksseitig erweiterten Pupille würde der klinische Befund lauten: Pupillen anisokor, links weiter als rechts.
Nicht jede Anisokorie ist jedoch unphysiologisch, kleinere Anisokorien unter 1 mm Seitendifferenz gelten als normal.
Die sympathischen Anteile des vegetativen Nervensystems bewirken eine Erweiterung des Pupillendurchmessers. Bevor die sympathischen Fasern die Pupille erreichen, verlaufen sie in anatomisch enger Beziehung zur Lungenspitze. Bei einem Pancoast-Tumor kann es beispielsweise durch Zerstörung der Fasern zu einer einseitigen Pupillenverengung kommen. Im Zusammenhang mit den zusätzlich auftretenden Symptomen Ptosis (teilweises Herabhängen des Oberlides) und Enophthalmus (leichtes Einsinken des Auges in die Augenhöhle) nennt man diesen Symptomkomplex *Horner-Syndrom* (Abb. 22).

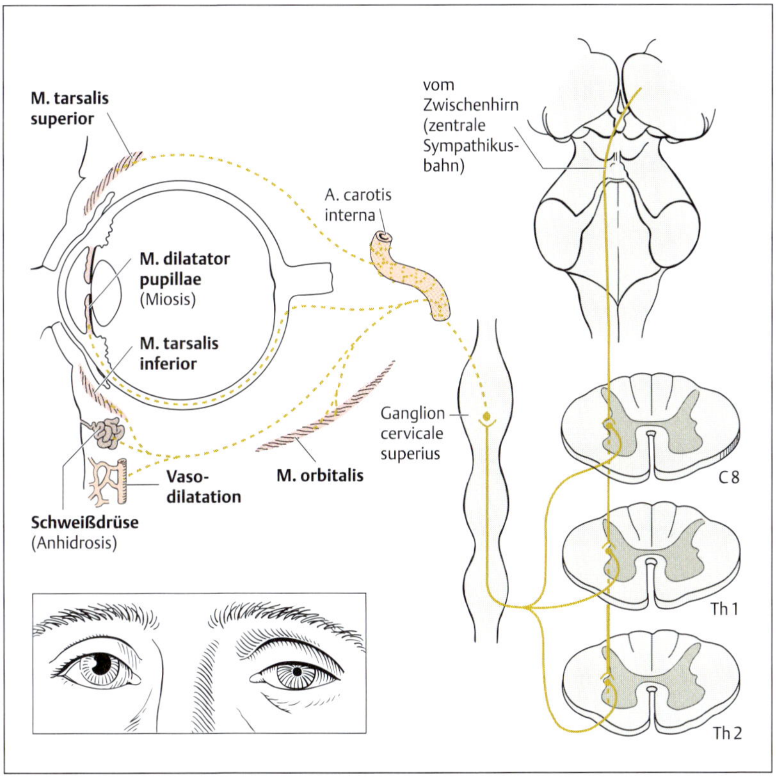

Abb. 22 Horner-Symptomenkomplex, Schweißdrüsen- und Gefäßinnervation des Gesichts. (Aus: P. Duus: „Neurologisch-topische Diagnostik", 5. A., Thieme, Stuttgart 1990)

2.6 Vestibulocochleäres System

Vestibularapparat

Das vestibulocochleare System besteht aus dem Vestibularapparat, der für die Gleichgewichtsfunktionen und die Orientierung im Raum zuständig ist sowie aus der Cochlea, die dem Innenohr entspricht.

Cochlea

Die auf das Trommelfell treffenden Schallwellen werden über die Gehörknöchelchen, bestehend aus Hammer, Ambos und Steigbügel, auf das ovale Fenster der Cochlea übertragen. Die dadurch erzeugten Schwingungen der Endolymphflüssigkeit der Cochlea übertragen sich dann auf die Haarzellen, die in Abhängigkeit vom Grad der Auslenkung Aktionspotentiale erzeugen, die über den cochleären Anteil des Nervus vestibulocochlearis dem Hirnstamm zugeleitet werden. Über eine recht komplizierte Verschaltung im Hirnstamm erfolgt dann die bewusste Wahrnehmung im Hörfeld der Temporalrinde sowohl ipsi- als auch kontralateral (Abb. 23).

Vestibularorgan

Das vestibuläre System erhält seine Informationen in erster Linie über das Vestibularorgan. Das Vestibularorgan besteht aus Utrikulus, Sakkulus und den drei Bogengängen, entsprechend den drei Ebenen im Raum. Im Utrikulus, Sakkulus und in den Bogengängen finden sich Rezeptororgane, die der Gleichgewichtsregulation dienen. Die Verschaltungen und Verbindungen zu weiteren Strukturen des ZNS sind recht komplex und unanschaulich, so dass exemplarisch die zwei wichtigsten Verbindungen skizziert werden sollen. Die von den Rezeptoren des Vestibularorganes fortgeleiteten Impulse gelangen über den Hirnstamm auch zu den Hirnnervenkernen III, IV und VI, die für die Augenbewegungen zuständig sind.

▶ **Das Prinzip ist hierbei, dass das rechte Vestibularorgan die Augäpfel nach rechts „zieht", und das linke Vestibularorgan die Augäpfel nach links „zieht".**

Im physiologischen Fall heben sich dann diese beiden Kräfte gegenseitig auf bzw. arbeiten synergistisch zusammen, z. B. beim vestibulo-okulären Reflex, der dazu dient, dass die Augen während einer Kopfbewegung sich in die entgegengesetzte Richtung bewegen, um gesehene Gegenstände weiter zu verfolgen.
Die vom Vestibularorgan über den Nervus vestibulocochlearis fortgeleiteten Impulse über die Lage des Körpers im Raum gelangen schließlich zum entsprechenden Hirnnervenkern, dem Nukleus vestibulocochlearis im Hirnstamm. Von dort aus gelangen dann die Fasern über den Traktus vestibulospinalis zu den entsprechenden Alpha-Motoneuronen, welche dann modulierend auf den Muskeltonus einwirken. Über diesen Weg kann sich der Muskeltonus den entsprechenden Erfordernissen zur Gleichgewichtsregulation in Form einer Tonuserhöhung oder Tonusverminderung anpassen.

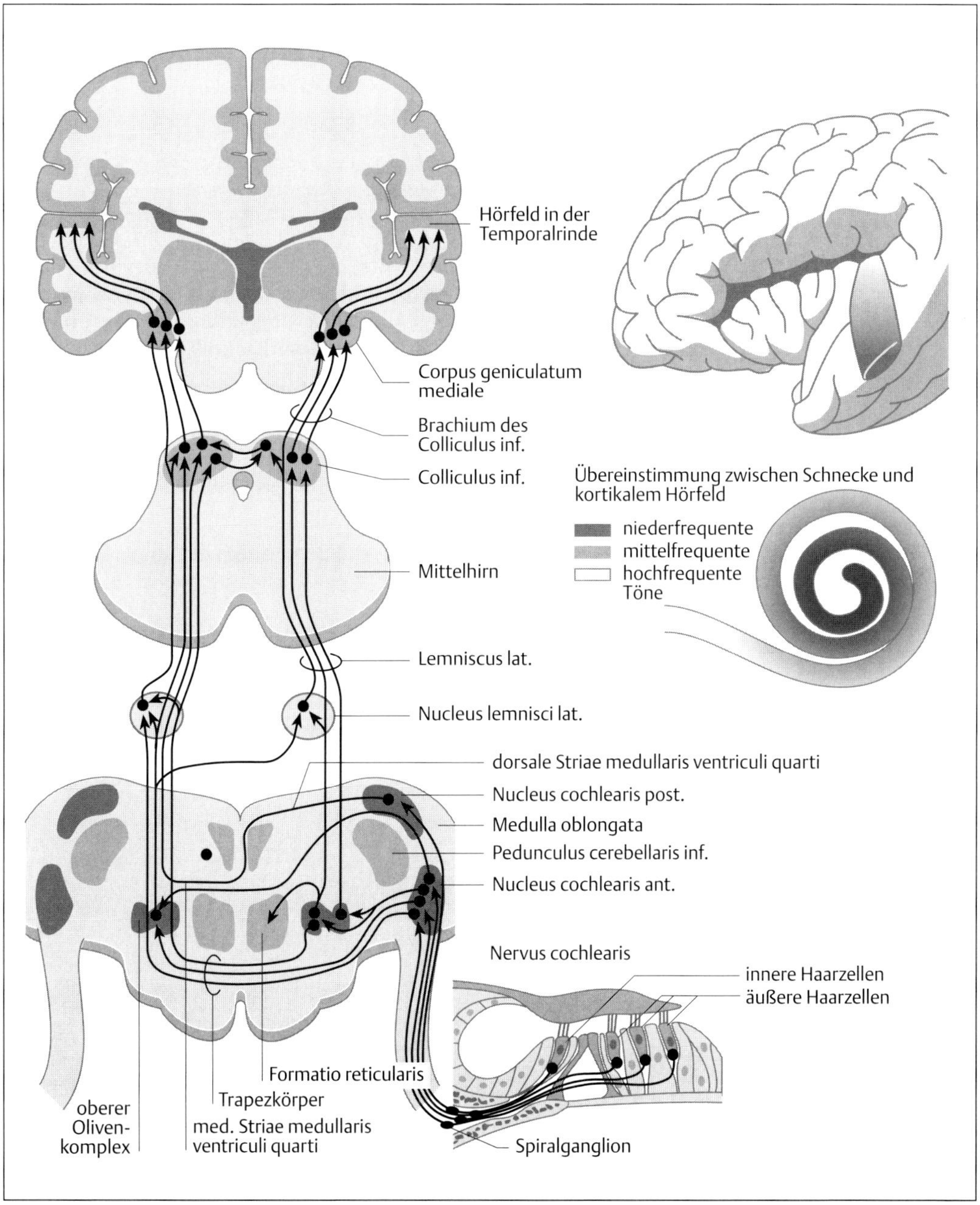
Hörfeld in der Temporalrinde
Corpus geniculatum mediale
Brachium des Colliculus inf.
Colliculus inf.
Übereinstimmung zwischen Schnecke und kortikalem Hörfeld
niederfrequente
mittelfrequente
hochfrequente
Töne
Mittelhirn
Lemniscus lat.
Nucleus lemnisci lat.
dorsale Striae medullaris ventriculi quarti
Nucleus cochlearis post.
Medulla oblongata
Pedunculus cerebellaris inf.
Nucleus cochlearis ant.
Nervus cochlearis
innere Haarzellen
äußere Haarzellen
Formatio reticularis
Trapezkörper
oberer Olivenkomplex
med. Striae medullaris ventriculi quarti
Spiralganglion

Abb. 23 Afferente Hörbahnen

2.7 Das Limbische System

Limbisches System

Das Limbische System besteht aus den funktionell zusammengehörigen Strukturen des

- Hippocampus
- Gyrus cinguli
- Gyrus parahippocampalis
- Corpus amygdaloideum
- Corpus mamillare

► **Der Hippocampus befindet sich größtenteils im Lobus temporalis und dient mit anderen Strukturen des Limbischen Systems der Überführung von Gedächtnisinhalten vom Kurzzeit- in das Langzeitgedächtnis.**

Diese weiteren Strukturen der spezifischen Gedächtnisbildung des Limbischen Systems gehören zum sogenannten *Papez-Kreis*. Er ist benannt nach den ihn beschreibenden Neuropathologen Papez 1937.

► **Das Langzeitgedächtnis selbst wird als eine Funktion des Cortex aufgefasst.**

Das Corpus amygdaloideum liegt im vorderen Bereich des Lobus temporalis und spielt eine wichtige Rolle bei Emotionen, beispielweise in Form von Flucht- oder Angstreaktionen.
Die Corpora mamillaria sind Bestandteil des Papez-Kreises und stellen das neuroanatomische Korrelat des *Wernicke-Korsakow-Syndroms* dar (s. u.).

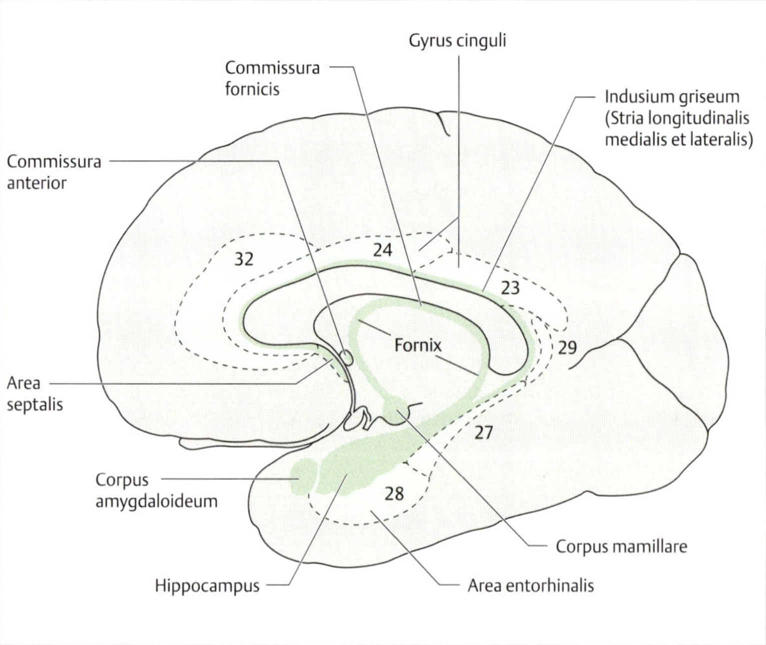

Abb. 24 Zytoarchitektur der Formatio hippocampalis. (Aus: P. Duus: „Neurologisch-topische Diagnostik", 4. A., Thieme, Stuttgart 1987)

3. Neurologische Symptome, Syndrome und klinische Zeichen

Durch Kenntnis der wichtigsten neurologischen Symptome und Symptomkonstellationen (= **Syndrome**) lässt sich der Ort der Schädigung im Nervensystem rasch lokalisieren. Es folgt nun eine Aufzählung der wichtigsten Symptome und Syndrome in alphabetischer Reihenfolge:

3.1 Aphasie

Man unterscheidet eine *motorische Aphasie* (Broca-Aphasie) von einer *sensorischen Aphasie* (Wernicke-Aphasie). Bei der motorischen Aphasie ist zu über 90% der linke Lobus frontalis betroffen, wobei die Läsion nicht unbedingt auf den klassisch beschriebenen Gyrus frontalis inferior begrenzt sein muss. Gleiches gilt für die sensorische Aphasie, die zu über 90% im linken Temporallappen lokalisiert ist und die auch nicht auf den klassischerweise beschriebenen Gyrus temporalis superior begrenzt sein muss.

Motorische Aphasie

- Bei der **motorischen Aphasie** spricht der Patient spontan fast überhaupt nicht. Wenn man ihn zum Sprechen auffordert, so sind die Äußerungen telegrammstilartig kurz in Verbindung mit einer deutlich erhöhten Sprachanstrengung. Das Sprachverständnis ist hierbei nur wenig gestört.

Beispiel:
Untersucher:
Wie hat das denn angefangen mit Ihrer Krankheit?
Patient: Meine Frau und ich ... schwimmen ... und war badeun ... eh...e-h...eh...ba...de...un....a...nein.
Untersucher: Doch, stimmt... bade...un...
Patient: Nein.
Untersucher: Badeunfall.
Patient: Unfall, ja ... nicht...und zwar...meine Frau und ich...eh...eh...eh...-Badeanstalt... und dann schwimmen... einmalig... nicht ...eh...eh...eh...-prima...eh...Wasser...nicht...und dann eh...eh...eh...dann...eh...beter Brett...und zwar runtergesprungen... unterta...getaucht...und dann eh...e-h...Wasser auch...eh...eh...eh...und dann eh...eh... ich auf einmal weg... weg... also... bewusstlos (aus: Poeck, Neurologie, 1987).

Wernicke-Aphasie

- Bei der **Wernicke-Aphasie** ist die Sprachproduktion kaum gestört, doch aufgrund zahlreicher phonematischer (die Wortbildung betreffend) und semantischer (die Satzbildung betreffend) Paraphasien ist für den Zuhörer nur schwer nachvollziehbar, was der Patient mit seinem Gesprochenen überhaupt meint. Die Abgrenzung gegenüber einem akuten Verwirrtheitszustand kann in manchen Fällen nur zusatzdiagnostisch (z. B. durch bildgebende Verfahren) möglich werden.

Beispiel:
Untersucher:
Sie waren doch Polizist, haben Sie mal einen festgenommen?

Patient: Na ja ... das ist so ... wenn Sie einen treffen draußen abends ... das ist hier ... und der Mann wird jetzt versucht ... als wenn er irgendwas festgestellen hat ungefähr... er sich macht ich... ich kann aber noch nicht amtlich... jetzt muss er sein Beweis nachweisen ... den hat er nicht ... also ist er fest... und wird erst sichergestellt festgemacht... der wird erst festgestellt werden und dann wird festgestellt, was sich dort vorgetragen hat... nicht... erst dann ... ist ein Beweis mit seinem Papier, dass er nachweisen kann... ich kann ihm aber nichts nachweisen... wird aber bloß festgestellt vorläufig... aber er kann laufen (aus: Poeck, Neurologie 1987).

- **Wichtig** ist auch, dass die **motorische Aphasie** auch mit leichteren Einbußen des Sprachverständnisses einhergeht und umgekehrt die **sensorische Aphasie** mit leichteren Einbußen der Sprachbildung. Es kann auch sein, dass sich beide Formen **kombinieren**, so dass man dann von einer *sensomotorischen Aphasie* spricht.
- Bei der **amnestischen Aphasie** liegt eine Wortfindungsstörung vor und der Ort der Läsion lässt sich im Bereich der linken Hemisphäre nicht genau lokalisieren.

3.2 Amnesie

Störungen der Gedächtnisfunktionen, häufig durch strukturelle und funktionelle Läsionen des Limbischen Systems bzw. der Temporallappen verursacht.
Im Zusammenhang mit Schädel-Hirn-Traumen unterscheidet man eine anterograde bzw. retrograde Amnesie. Dabei bezieht sich die **retrograde** Amnesie auf Gedächtnisinhalte vor dem Schädel-Hirn-Trauma und die **anterograde** auf Gedächtnisinhalte nach dem Schädel-Hirn-Trauma.

3.3 Ataxie

Dies ist der Überbegriff für Koordinationsstörungen, wobei die wichtigsten die cerebelläre Ataxie und die spinale Ataxie sind. Bei Schädigung einer Kleinhirnhemisphäre (**cerebelläre Ataxie**) kommt es beispielsweise zu unsicheren und gestörten Bewegungsabläufen der ipsilateralen Körperhälfte. Schreiben bzw. der Griff nach einem Glas stellt für die betreffenden Patienten dann ein erhebliches Problem dar. Charakteristisch hierfür ist der sogenannte *Intentionstremor* (Abb. 25).

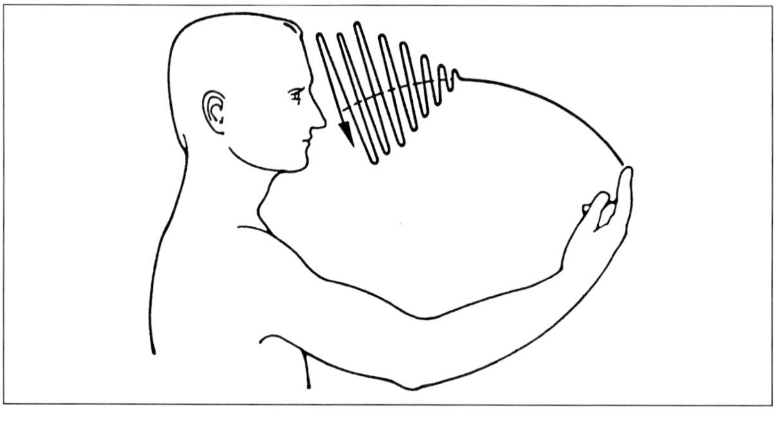

Abb. 25 Normabweichung beim Finger-Nase-Versuch. (Aus: M. Mumenthaler: „Neurologische Differentialdiagnostik", 3. A., Thieme, Stuttgart 1988)

Von einer **spinalen Ataxie** spricht man, wenn die afferente Bahn des Funiculus posterior in der Fortleitung von Informationen deutlich beeinträchtigt ist. Dies ist unmittelbar verbunden mit einem Fehlen der Berührungsempfindung. Dies kann bei geöffneten Augen mit dem visuellen System kompensiert werden. Wenn man den Patienten dann bittet, mit eng beieinander stehenden Füßen die Augen zu schließen (Romberg-Versuch), so fällt ein deutliches Schwanken mit ungerichteter Fallneigung auf.

3.4 Apraxie

Apraxie

Bei der Apraxie liegt eine Störung in der genauen Reihenfolge von Einzelbewegungen vor, die zu Handlungsfolgen verknüpft werden, während die einzelne Bewegung als solche fehlerfrei durchgeführt werden kann. Beispielsweise nimmt der Patient bei der Aufforderung ein Glas Tee zuzubereiten zuerst das Glas, füllt Wasser hinein, trinkt es leer und gibt erst danach den Teebeutel dazu.

Diese Störung findet sich häufig bei Schädigung der sprachdominanten linken Hemisphäre und ist dem entsprechend auch häufig mit einer Aphasie verbunden.

3.5 Querschnittssyndrom

Querschnittslähmung

Als Querschnittssyndrom bzw. Querschnittslähmung bezeichnet man eine Schädigung, bei dem eine komplette Schädigung aller afferenten und efferenten Bahnen des Rückenmarks vorliegt, z. B. traumatisch oder durch einen infiltrierenden Tumor verursacht.

Spinaler Schock

Bei einer akut auftretenden Querschnittslähmung kommt es zum **spinalen Schock**, das heißt es liegt eine komplette schlaffe Lähmung vor in Verbindung mit erloschenen Muskeleigenreflexen. Diese geht dann im Laufe von Wochen in eine spastische Lähmung über. Bei einer allmählich sich entwickelnden Querschnittssymptomatik liegt von Anfang an eine progrediente spastische Lähmung vor.

3.6 Zentrale Lähmung

Eine zentrale Lähmung entsteht durch Schädigung im Bereich des ersten Neurons der Pyramidenbahn (siehe dort). Klinisch zeigt sich ein deutlich erhöhter Muskeltonus der betroffenen Extremitäten in Verbindung mit gesteigerten Muskeleigenreflexen.

Wird der Versuch gemacht, die Extremität entgegen der spastischen Muskeltonuserhöhung zu bewegen, so erhöht sich der Muskeltonus weiter, bis er dann plötzlich erschlafft (sogenanntes *Klappmesserphänomen*, Abb. 26).

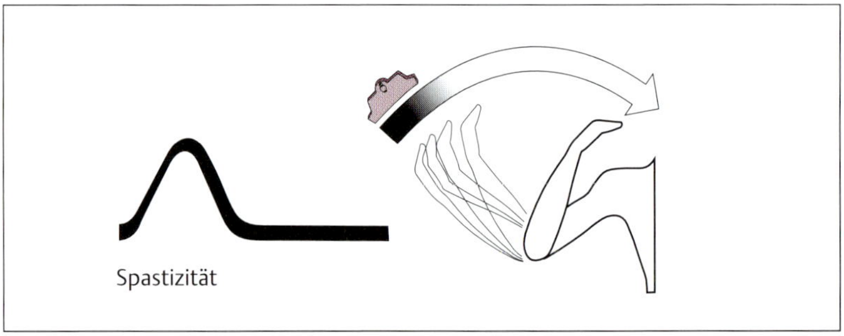

Abb. 26 Tonuserhöhung bei Spastizität. (Aus: M. Mumenthaler: Neurologie“, 9. A., Thieme, Stuttgart 1990)

Eine klinisch häufige Form der spastischen Lähmung ist die **spastische Hemiparese**, z. B. durch einen Infarkt im Bereich des Gyrus präcentralis bzw. der von dort abgehenden Fasern der Pyramidenbahn verursacht. Bei einer spastischen Lähmung muss die Schädigung im Bereich des ersten Neurons der Pyramidenbahn liegen, wobei die spastische Lähmung alleine nicht verrät, ob der Ort der Schädigung in den Zellkörpern des Gyrus präcentralis liegt oder in den davon abgehenden Fasern. Dies kann durch die Feststellung von zusätzlichen Symptomen genauer lokalisiert werden.

Babinski-Zeichen

Bei einer spastischen Lähmung eines Beines kommt es auch zum sogenannten **Babinski-Zeichen**: Dies bezeichnet die tonische Dorsalextension der Großzehe nach festem Bestreichen der Fußsohle von unten lateral bis nach oben medial (Abb. 27).

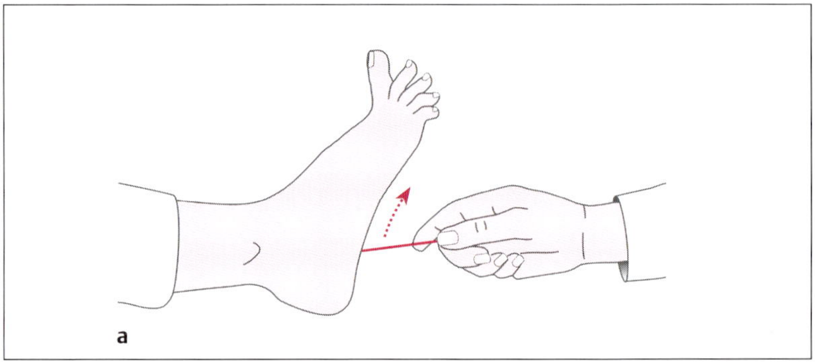

Abb. 27 Babinski-Zeichen: Tonische Extension der Großzehe, Plantarflexion der Kleinzehen mit Spreizphänomen. (Aus: K. Kunze: „Praxis der Neurologie“, 2. A., Thieme, Stuttgart 1999)

Neuroanatomisch erklärt man sich die Spastik heute so, dass durch die Zerstörung der Bahnen der ersten Motoneurone die entsprechenden Synapsen an den zweiten Motoneuronen der Vorderhörner des Rückenmarks frei werden, und diese durch zusätzlich aussprossende Afferenzen der Muskelspindeln besetzt werden. Ein nachfolgender Dehnungsreiz führt dann zu einer deutlich vermehrten Aktivierung des zweiten Motoneurons, so dass der Muskel gegenüber Dehnungsreizen wesentlich empfindlicher wird.

Die spastische Muskeltonuserhöhung betrifft in erster Linie die Muskeln, die der Schwerkraft eines aufrecht stehenden Menschen entgegen wirken, so dass resultierend der betreffende Arm sich in einer Beugehaltung befindet und das betreffende Bein in einer Streckhaltung. Beim Gehen kann das betreffende Bein dann nur als Ganzes eingesetzt werden und dem gebeugten Arm fehlt das physiologische Mitschwingen (sogenanntes *Wernicke-Mann Gangbild*, Abb. 28).

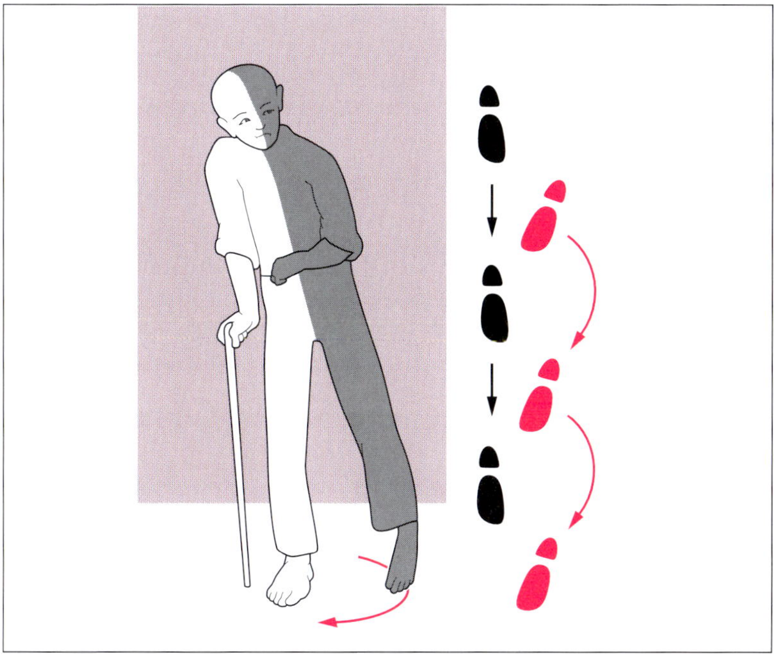

Abb. 28 Typische Haltung des Hemiplegikers beim Gehen. (Aus: M. Mumenthaler: „Neurologie", 9. A., Thieme, Stuttgart 1990)

3.7 Periphere Lähmung

Eine periphere Lähmung ist, unabhängig ob sie akut oder allmählich chronisch auftritt, gekennzeichnet durch eine Erschlaffung des Muskeltonus, im weiteren Verlauf durch eine Atrophie der Muskulatur sowie durch verminderte bzw. erloschene Muskeleigenreflexe.

Der Ort der Schädigung liegt im Bereich des zweiten motorischen Neurons. Klinisch häufig finden sich schlaffe Lähmungen bei Nervenwurzelläsionen oder Polyneuropatien.

3.8 Horner-Syndrom

Das Horner-Syndrom ist gekennzeichnet durch die Symptomtrias Ptosis, Miosis und Enophthalmus. Neuroanatomisches Korrelat ist häufig eine Schädigung des Ganglion cervicale superius durch ein von der Lungenspitze infiltrierenden Tumor (siehe Abb. 22).

3.9 Doppelbilder

Doppelbilder

Doppelbilder entstehen immer dann, wenn die Augäpfel nicht mehr parallel zueinander stehen, außer es kommt zu einer physiologischen Konvergenz der Bulbi im Rahmen einer Fixierung eines Gegenstandes.
Eine häufige Ursache dieser Achsenabweichung ist die Lähmung eines der Augenmuskelnerven III, IV oder VI. Dadurch, dass ein oder mehrere betreffende Augenmuskeln ausfallen, überwiegen die anderen Augenmuskeln und es resultiert eine entsprechende Achsenabweichung der Augäpfel (Abb. 29).

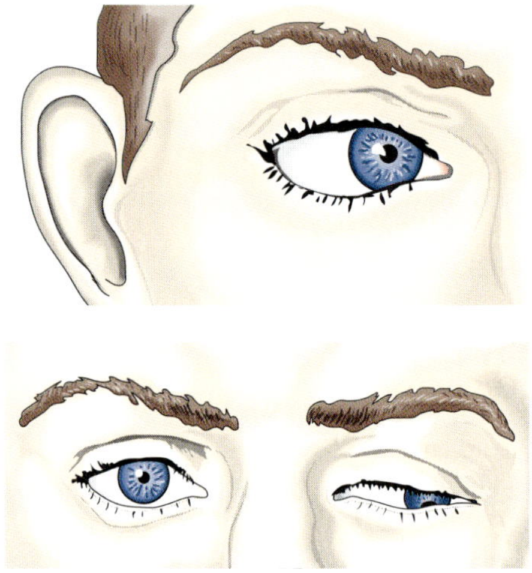

Abb. 29 Augenfehlstellungen bei Doppelbildern

Eine weitere Ursache ist eine Störung in der Übertragung des Neurotransmitters Acetylcholin im Bereich der neuromuskulären Endplatte, z. B. im Rahmen einer Myasthenie oder beim Botulismus.

3.10 Hemianopsie

Gesichtsfeldausfall

▸ **Unter Hemianopsie versteht man einen halbseitigen Gesichtsfeldausfall.**

Die beiden wichtigsten Hemianopsien sind die homonyme Hemianopsie und die bitemporale Hemianopsie (siehe „visuelles System“).

3.11 Hirndruck

Hirndruck

Der Begriff Hirndruck ist bewusst unscharf gehalten, da hierfür zahlreiche Ursachen (z. B. Hirnödem, Tumor, Blutung, etc.) in Frage kommen. Am Anfang einer Hirndruckentwicklung stehen psychische Symptome im Vordergrund. Es zeigt sich eine allgemeine psychomotorische Verlangsamung mit Einbußen von Aufmerksamkeit und Konzentration. Bei weiter fortschreitender Symptomatik kommt es zu Übelkeit, Erbrechen und Kopfschmerzen.

Stauungspapille

Bei der häufig zitierten **Stauungspapille** sollte man sich immer vergegenwärtigen, dass diese erst ca. 14 Tage nach dem Beginn einer Hirndrucksymptomatik auftritt.

- **Das Fehlen einer Stauungspapille schließt also einen Hirndruck keineswegs aus!**

Bei fortschreitender Druckentwicklung kommt es dann nicht nur zu einer Oculumotoriusparese mit geweiteten Pupillen, sondern auch zu einer ein- oder beidseitigen Abduzensparese.
Es treten dann pathologische Reflexe (Babinski-Reflex, Greifreflex) und eine fortschreitende Bewusstseinstrübung bis hin zum Koma auf. Der Blutdruck ist dann meist deutlich erhöht, damit trotz erhöhtem Hirndruck die Blutversorgung des Gehirns weiter bestehen bleibt.

- Im Endstadium kommt es dann zur lebensbedrohlichen Einklemmung des Hirnstammes.

3.12 Vigilanzminderung

Bewusstseinstrübung

Eine Vigilanzminderung ist synonym für eine Bewusstseinseintrübung und als Ursachen kommen neben dem Hirndruck häufig auch Intoxikationen und metabolische Prozesse (z. B. im Rahmen eines Diabetes mellitus) in Frage. Die Vigilanzminderung wird in drei Stadien eingeteilt:

Somnolenz:
Es liegt eine abnorme Schlafneigung vor. Der Patient ist jedoch durch kurzes Rütteln oder Ansprechen jederzeit erweckbar und antwortet adäquat. Er kann dem Gespräch folgen, schläft aber bei Ausbleiben von Reizen rasch wieder ein.

Sopor:
Der Patient schläft fest und kann nur durch starke Reize, z. B. Schmerzreize, kurzzeitig geweckt werden, wobei ein sinnvolles Gespräch aber nicht mehr führbar ist.

Koma:
Es liegt eine unerweckbare Bewusstlosigkeit vor und der Patient reagiert auf starke Schmerzreize nur mit ungerichteten Abwehrbewegungen oder gar nicht.

3.13 Meningismus

Meningismus

Dies ist ein vom Nacken nach dorsal ausstrahlender Schmerz, der durch das Vornüberbeugen des Kopfes ausgelöst wird. Ursächlich liegt eine entzündliche Reaktion der Meningen vor, z. B. im Rahmen einer Meningitis oder Subarachnoidalblutung.

3.14 Brudzinski-Zeichen

Reizzeichen

Dies ist ebenfalls ein meningitisches Reizzeichen, bei dem es durch Nachvornebeugen des Kopfes zu einem reflektorischen Anziehen der Beine kommt (Abb. 30).

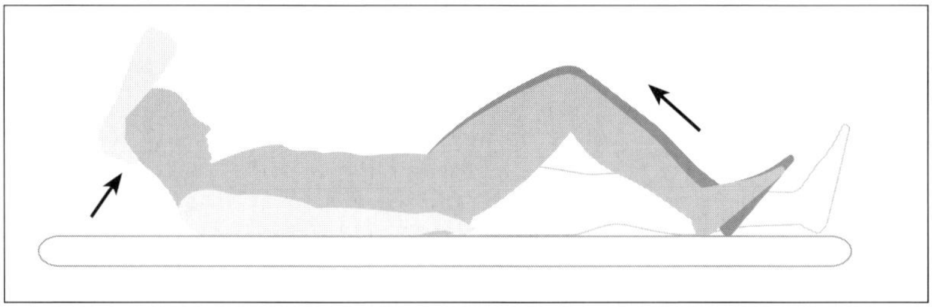

Abb. 30 Brudzinski-Nackenbeugezeichen: Bei passiver Beugung des Nackens werden beide Beine und Hüften flektiert

3.15 Kernig-Zeichen

Meningitisches Reizzeichen, bei dem versucht wird, beim Patienten das gebeugte Knie zu strecken, wodurch es dann zu einem muskulären Widerstand kommt, durch den der Patient die Streckung verhindert (Abb. 31).

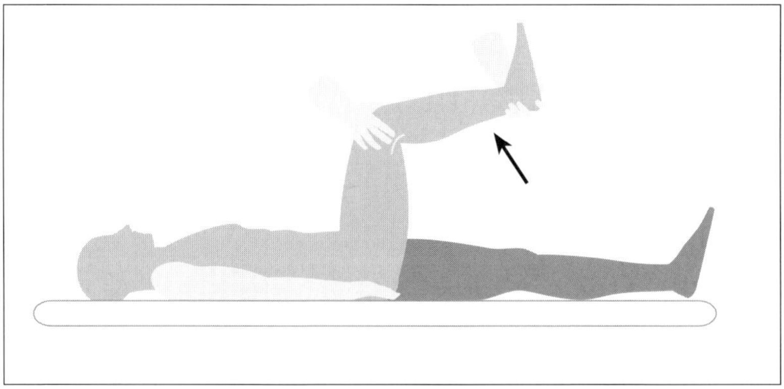

Abb. 31 Das Kernig-Zeichen: Wenn die Hüfte in Rückenlage im rechten Winkel gebgeugt wird, kann das Knie nicht voll gestreckt werden

3.16 Lasègue-Zeichen

Die Überprüfung dieses Zeichens dient zur Feststellung einer Nervenwurzelreizung L 5 oder S 1.

> Beim liegenden Patienten wird das gestreckte Bein passiv angehoben, wobei dann ein von der LWS in das Dermatom L5 bzw. S1 ausstrahlender Schmerz angegeben wird. Gibt der Patient einen isolierten Rückenschmerz an, was sehr häufig ist, ist das Lasègue-Zeichen, entgegen einer weit verbreiteten Auffassung, negativ!

3.17 Umgekehrter Lasègue

Der umgekehrte Lasègue ist positiv bei einer Wurzelreizung L3/L4.

> Bei auf dem Bauch liegenden Patienten wird das Bein im Knie angehoben. Es wird dann wiederum ein von der LWS ausstrahlender Schmerz in die Dermatome L4 bzw. L3 angegeben. Auch hier reicht die Angabe eines isolierten Rückenschmerzes alleine nicht aus.

3.18 Zeichen nach Lhermitte

Das Zeichen nach Lhermitte wird ausgelöst durch ein passives Vornüberbeugen des Kopfes.

> Bei positivem Ausfall gibt der Patient von der HWS in beide Arme ausstrahlende, elektrisierende bzw. kribbelnde Missempfindungen an. Dies Zeichen ist häufig positiv bei Tumoren im Halsmarkbereich bzw. bei multipler Sklerose.

4. Neurologische Erkrankungen

4.1 Neurodegenerative Erkrankungen

4.1.1 Morbus Parkinson

Definition

▶ **Der als Bewegungsstörung sich manifestierende Morbus Parkinson ist neben der klassischen Trias Akinese, Rigor und Ruhetremor zusätzlich gekennzeichnet durch eine Verminderung der Stellreflexe.**

Damit ist gemeint, dass die Patienten im Laufe der Erkrankung eine plötzlich erforderliche Gleichgewichtsregulation, z. B. beim Stolpern, nicht mehr kompensieren können, was mit einer erhöhten Sturzgefährdung einher geht. Auch wenn im Volksmund der Morbus Parkinson als „Schüttellähmung" bezeichnet wird, so ist der damit gemeinte Ruhetremor ein häufiges, aber keineswegs obligates Phänomen.

Ursache

Die Ursache des Morbus Parkinson ist unklar. Wie bei allen neurodegenerativen Erkrankungen kommt es zu einem allmählichen Absterben spezifischer Nervenzellsysteme. Deshalb gehört diese Erkrankung auch zu den sogenannten *Systemdegenerationen*. Man nimmt an, dass überwiegend genetische Faktoren hieran beteiligt sind, daneben gibt es aber auch Hinweise für umweltbedingte Einflüsse, welche allerdings noch wenig erforscht sind.
Das Absterben der Zellen findet im Bereich der Basalganglien statt, wobei insbesondere die dopaminproduzierenden Zellen der Substantia nigra im Mesencephalon betroffen sind. Mit zunehmendem Alter nimmt die Zahl der dopaminproduzierenden Nervenzellen um etwa 5 % pro Lebensjahrzehnt ab, ohne dass sich hierbei klinisch ein Morbus Parkinson manifestiert. Bei Parkinson-Patienten ist diese Rate hingegen etwa doppelt so hoch. Die Bezeichnung *Morbus Parkinson* ist Synonym für die dahinter stehende systemdegenerative Ursache.

Klinik und Verlauf

Durch die allmählich progrediente Akinese kommt es zu einer Verlangsamung und Reduktion willkürlicher und automatischer Bewegungen, wobei sich im weiteren Verlauf ein leicht zusammengesunkener und vorn übergebeugter Gang entwickelt (Abb. 32/33).

Der Gang ist hierbei zusätzlich gestört durch Start- und Stoppschwierigkeiten. Eine plötzlich auftretende und völlige Unbeweglichkeit beim Gehen wird hierbei als „Freezing" bezeichnet. Auch entwickelt sich im Verlauf der Erkrankung eine monotone, leise sowie unpräzise Stimme in Verbindung mit Heiserkeit.
Durch den Rigor kommt es zu einer Erhöhung des muskulären Widerstandes, der im Gegensatz zur Spastik im Verlaufe der gesamten Bewegung nachweisbar ist, jedoch einen wechselnden Widerstand zeigt, welches man als *Zahnradphänomen* bezeichnet (Abb. 34)

Beim Morbus Parkinson befindet sich in etwa 70 % der Fälle ein unilateraler Ruhetremor. Dieser nimmt bei Willkürbewegung an Intensität ab bzw. verschwindet und nimmt bei psychischer Erregung zu.

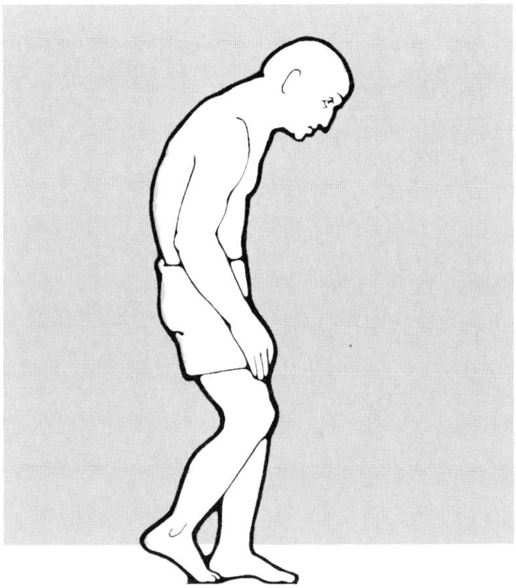

Abb. 32 Typische Haltung eines Parkinson-Kranken beim Gehen. (Aus: M. Mumenthaler: „Neurologie“, 9. A., Thieme, Stuttgart 1990)

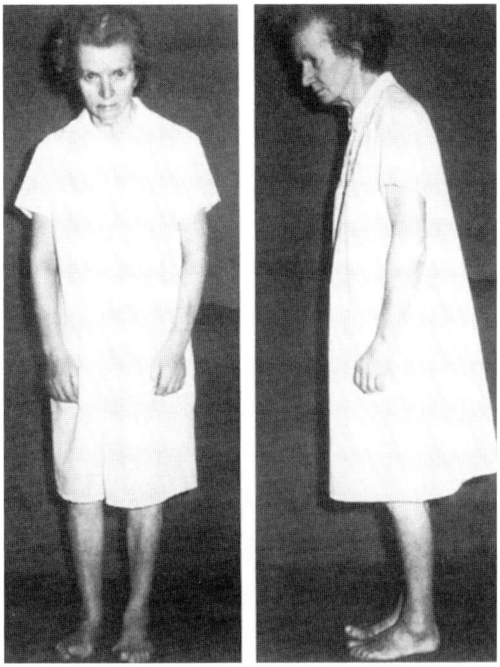

Abb. 33 72-jährige Patientin mit Parkinson-Syndrom (Aus: Bodechtel, G.: Differentialdiagnose neurologischer Krankheitsbilder. 4. A. Thieme, Stuttgart 1984)

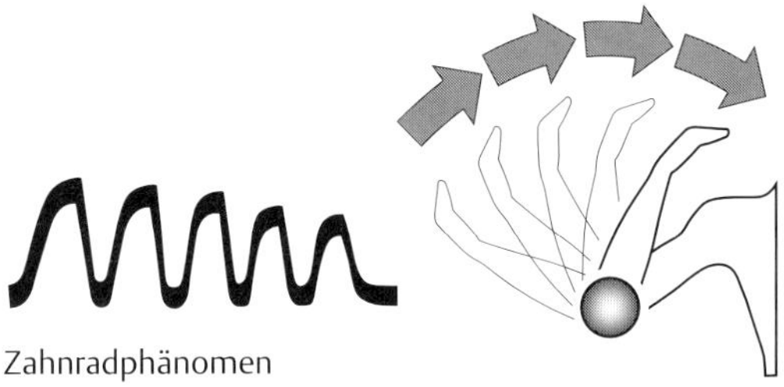

Abb. 34 Tonuserhöhung. (Aus: M. Mumenthaler: „Neurologie“, 9. A., Thieme, Stuttgart 1990)

Neben den klassischen Symptomen im Bereich der Bewegung kommt es beim langjährigen Morbus Parkinson auch zu **vegetativen Störungen**. Hierzu gehören insbesondere Obstipation, orthostatische Dysregulation, Blasenstörungen sowie Libidoverlust. An weiteren autonomen Symptomen können eine Hypohidrose mit Temperaturregulationsstörungen sowie eine vermehrte Talg- und Fettsekretion der Haut (Salbengesicht) auftreten. Die vermehrte Speichelsekretion beruht nicht auf einer gesteigerten Produktion durch die Speicheldrüsen, sondern durch die Akinese beim Schluckakt.
In **psychopathologischer Hinsicht** können Depressionen, Schlafstörungen, eine demenzielle Entwicklung sowie produktive Psychosen auftreten. Im Gegensatz zu den erstgenannten Symptomen handelt es sich bei den produktiven Psychosen um die medikamentösen Nebenwirkungen der Langzeitbehandlung mit Dopamin-Agonisten bzw. L-Dopa. Bei ca. 30 – 40 % tritt

zusätzlich eine Depression auf, die manchmal der Bewegungsstörung des Morbus Parkinson vorausgeht. Die Schlafstörungen sind oft Folge einer nächtlichen Akinese.

Differenzialdiagnose

Daneben gibt es aber auch sogenannte **symptomatische Parkinson-Syndrome**, die beispielsweise medikamentös (typische Neuroleptika), toxisch (Mangan, Kohlenmonoxid), postencephalitisch (Encephalitis lethargica), vaskulär (arteriosklerotisch bedingter Parkinson), posttraumatisch, metabolisch oder tumorös verursacht sein können.

Therapie

Die klassische Substanz L-Dopa wurde in den letzten Jahren immer mehr durch sogenannte *Dopamin-Agonisten* ersetzt. Diese haben den Vorteil, dass sie wesentlich weniger Spätdyskinesien verursachen.
Der operative Ersatz durch fetale Zellen ist bislang noch im Experimentalstadium, die bisherigen Ergebnisse sind uneinheitlich.
Der zweite Grundpfeiler neben der medikamentösen Therapie besteht aus intensiver und regelmäßiger Krankengymnastik!

▶ Naturheilkundlich:
- Begleitbehandlung mit Psychopharmaka in homöopathischer Aufbereitung.
- Procain
- Vitamin-B-Komplex-Stoßtherapie
- Eigenblut mit Organpräparaten, Zelltherapie
- Phytotherapie: Tollkirsche, Wärmeanwendung
- Bewegungs- und Entspannungsübungen
- Motivation des Patienten.

Prognose

Zwar ist bei Morbus Parkinson derzeit keine Heilung möglich, durch Einsatz der neueren Pharmaka (z. B. Dopamin-Agonisten) kann das weitere Fortschreiten der Erkrankung jedoch deutlich verzögert werden.

4.1.2 Chorea Huntington

Definition

Von klinischen Erscheinungsbild handelt es sich bei der Chorea Huntington nahezu um das Spiegelbild des Morbus Parkinson. Abrupt treten schnelle, unwillkürliche, „sinnlos" erscheinende Muskelkontraktionen und Bewegungen in allen Körperregionen auf. (Abb. 35)

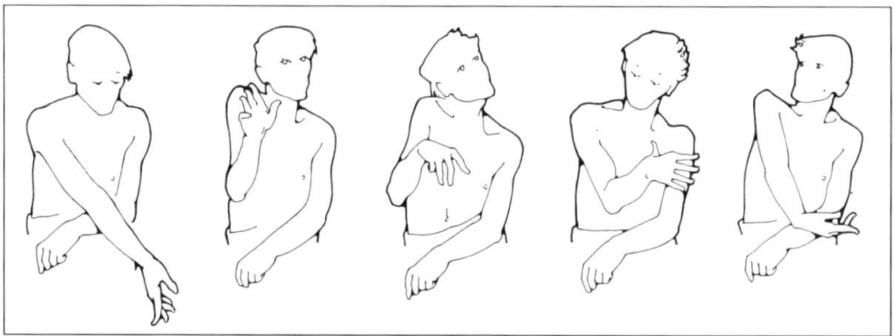

Abb. 35 Verschiedene Kopf- und Armstellungen bei rechtsseitiger Hemichorea. (Aus: M. Mumenthaler: „Neurologische Differentialdiagnostik", 3. A., Thieme, Stuttgart 1988)

Ursache

Die Ursache der Chorea Huntington ist geklärt: Es handelt sich um ein autosomal dominantes Erbleiden. Das heißt, wenn ein Elternteil an dieser Erkrankung leidet, so liegt die Wahrscheinlichkeit eines jeden Neugeborenen, diese Erkrankung ebenfalls zu bekommen, bei 50 %. Das betreffende Gen befindet sich auf Chromosom IV.
Der Erkrankungsprozess spielt sich ebenfalls im Bereich der Basalganglien ab, hauptsächlich im Nucleus caudatus.

Klinik und Verlauf

Neben der oben charakterisierten Bewegungsstörung kommt es bei der Chorea Huntington, zum Teil Jahre vorher, zu Persönlichkeitsveränderungen im Sinne von Affektlabilität und Antriebsschwäche und im weiteren Verlauf tritt immer eine demenzielle Entwicklung ein.

Diagnose

Die Diagnose kann hier, im Gegensatz zum Morbus Parkinson, exakt genanalytisch festgestellt werden.
Das Spätstadium der Erkrankung ist dann durch zunehmende Bewegungsminderung und Bettlägerigkeit charakterisiert.
Die Erkrankung hat eine Dauer von ca. 15 bis 20 Jahren und die Patienten versterben in der Regel an den Folgen der Immobilität (Aspirationspneumonie, aufsteigende Harnwegsinfekte, infizierte Decubitalulcera).

Differenzialdiagnose

Neben der Chorea Huntington existieren noch choreatische Syndrome, die die gleiche Bewegungsstörung aufweisen, jedoch als Symptom einer anderen Grunderkrankung auftreten. Die klinisch wichtigste ist die **Chorea minor**, die vor allem im Kindesalter auftritt. Etwa ein halbes Jahr nach einer durch betahämolysierende Streptokokken verursachten Angina tonsillaris (im Rahmen eines rheumatischen Fiebers) kommt es zu einem allmählichen Auftreten von choreatischen Bewegungsstörungen. Ursächlich hierfür ist eine Kreuzreaktion auf streptokokkeninduzierte Antikörper gegen Neurone im Nucleus caudatus bzw. Nucleus subthalamicus, die vom Immunsystem als Fremdkörper fehlinterpretiert werden. Nach einem Zeitraum von 5 bis 15 Wochen bildet sich diese Bewegungsstörung wieder zurück.
Als **Chorea gravidarum** bezeichnet man choreatische Bewegungsstörungen im Rahmen einer Schwangerschaft. Auch diese Erkrankung hat einen gutartigen Verlauf und heilt nach der Schwangerschaft von alleine aus. Häufig waren diese Patientinnen an Chorea minor in ihrer Kindheit erkrankt.

Prognose

Die Prognose der Chorea Huntington ist infaust.

Therapie

Eine kausale Therapie existiert zur Zeit nicht. Medikamentöse Versuche zielen darauf ab, die Bewegungsunruhe durch Dopamin-Antagonisten zu dämpfen.

- Naturheilkundlich:
  Eine etablierte naturheilkundliche Therapie existiert gegenwärtig nicht.

4.1.3 Morbus Alzheimer

Definition

Der Morbus Alzheimer gehört zu den demenziellen Erkrankungen und man unterscheidet nach dem Alter der Manifestation eine **präsenile Demenz** vom Alzheimertyp (Manifestationsalter jünger als 65 Jahre) und eine **senile Demenz** vom Alzheimertyp (Manifestationsalter über 65 Jahre).

Ursache

Neuroanatomisch kommt es zu einem fortschreitenden Absterben der kortikalen Nervenzellen durch sogenannte *Amyloidplaques*, wobei jedoch unklar ist, wodurch diese Plaquebildung eigentlich zustande kommt. In den bildgebenden Verfahren (CT o. MRT) imponiert eine **ausgeprägte Hirnatrophie** (Abb. 36).

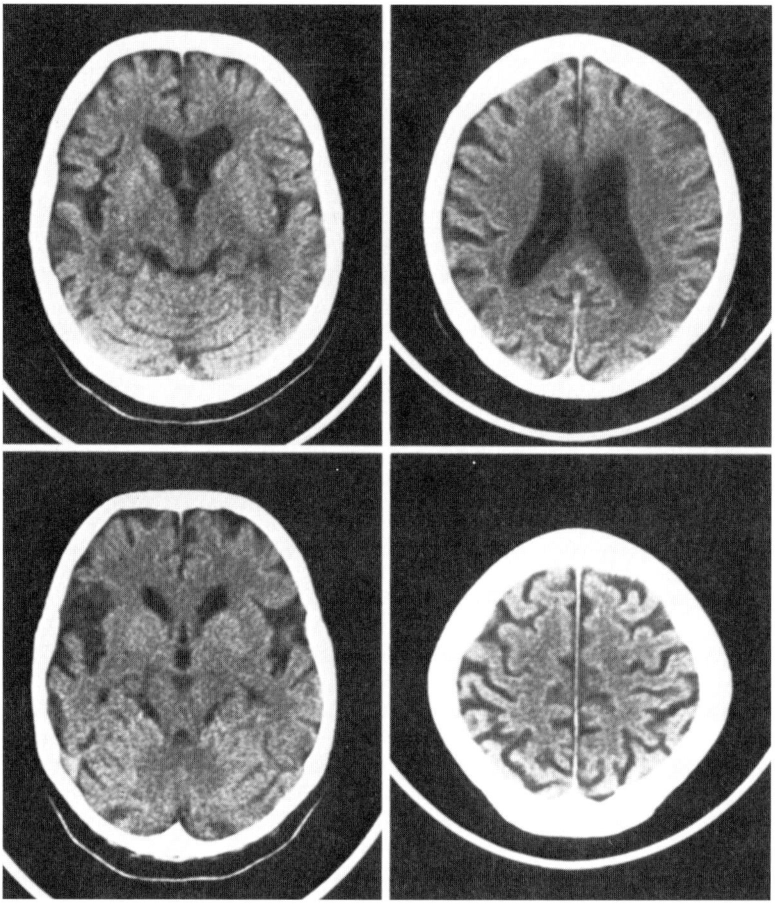

Abb. 36 Computertomographie und SPECT-Befunde einer ausgeprägten inneren und äußeren Hirnatrophie bei 59-jähriger Patientin mit fortgeschrittenem M. Alzheimer. (Aus: K. Kunze: „Praxis der Neurologie", 2. A., Thieme 1999)

Klinik und Verlauf

Das Leitsymptom des Morbus Alzheimer ist eine fortschreitende Gedächtnisstörung, wobei im weiteren Verlauf zusätzliche fokale neuropsychologische Symptome, z. B. Aphasie oder Apraxie, auftreten können. Eine Bewusstseinsstörung gehört nicht zum Erkrankungsbild.

► **Unter den verschiedenen demenziellen Erkrankungen ist der Morbus Alzheimer die häufigste Erkrankung und verursacht mehr als die Hälfte der Demenzerkrankungen.**

90 % der Fälle treten sporadisch auf, 10 % sind genetisch bedingt. Die Häufigkeit nimmt von 2 % in der Altersgruppe zwischen 65 und 74 Jahren auf 15 % bei den über 85-jährigen zu.
Die Primärpersönlichkeit bleibt beim Morbus Alzheimer über lange Zeit erhalten („gute Fassade"). Die Erkrankungsdauer beträgt etwa 6 bis 8 Jahre

und die Patienten versterben im Rahmen der zunehmenden Immobilität, da letztendlich auch die für die Bewegung zuständigen Neurone des ZNS in den pathologischen Prozess mit einbezogen werden.

Differenzialdiagnose

Differenzialdiagnostisch kann die sogenannte subkortikale arteriosklerotische Encephalopathie manchmal nur schwer abgegrenzt werden. Hierbei kommt es auf der Grundlage eines langjährigen arteriellen Hypertonus zu einer zunehmenden arteriosklerotischen Schädigung der Blutgefäße, des Marklagers und resultierender Mikroinfarkte, die in ihrer Gesamtheit dann in eine demenzielle Entwicklung einmünden.
Im Gegensatz zum Morbus Alzheimer, der eine allmählich progrediente Entwicklung hat, liegt hier eine schubförmige Entwicklung mit Phasen der Besserung vor.

Therapie

Eine Therapieoption steht heute mit den sogenannten *Acetylcholinesterase-Inhibitoren* zur Verfügung, durch die vermehrt die Transmittersubstanz Acetycholin zur Verfügung gestellt wird.

- Naturheilkundlich:
  Eine etablierte naturheilkundliche Therapie existiert gegenwärtig nicht.

Prognose

Diese ist trotz möglicher medikamentöser Verzögerung des Verlaufs letztendlich infaust.

4.1.4 Morbus Pick

Definition

Beim Morbus Pick bezieht sich der systemdegenerative Prozess auf den Lobus temporalis und Lobus frontalis beidseits (Abb. 37).

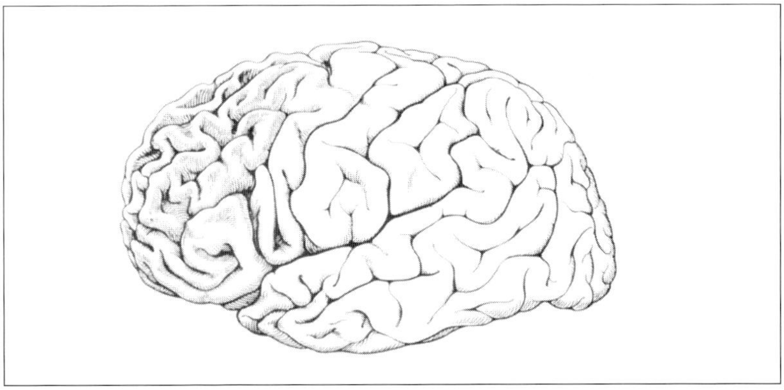

Abb. 37 Morbus Pick. Ausgeprägte Atrophie der Hirnwindungen im Bereich des Stirnhirns. (Aus: P. Duus: „Neurologisch-topische Diagnostik", 4. A., Thieme, Stuttgart 1987)

Ursache

Nicht bekannt.

Klinik und Verlauf

Die Erkrankung beginnt in der Regel zwischen dem 40. und 60. Lebensjahr. Anfangs fällt bei den Betroffenen auf, dass ihnen Routineleistungen nicht mehr gelingen. Dann kommt es zu Persönlichkeitsveränderungen in Form einer Verminderung des Taktgefühls, Distanzlosigkeit und triebhafter Enthemmung. In diesem Zusammenhang kann es auch zu sexuellen Enthemmungen und exhibitionistischen Handlungen kommen. Gedächtnis- und Konzentrationsstörungen treten erst später auf. Zusätzlich treten aphasische

Symptome auf. Der Verlauf ist allmählich progredient über ca. 7 bis 10 Jahre.

Differenzialdiagnose

Andere demenzielle Erkrankungen, wie Morbus Alzheimer, subkortikale ateriosklerotische Enzephalopathie, tertiäre Lues, etc.

Therapie

Nicht bekannt.

- Naturheilkundlich:
  Eine etablierte naturheilkundliche Therapie existiert gegenwärtig nicht.

Prognose

Infaust.

4.1.5 Amyotrophe Lateralsklerose

Definition

Bei der amyotrophen Lateralsklerose kommt es aus unbekannten Gründen zu einem Absterben sowohl des ersten als auch des zweiten Motoneurons.

Ursache

Nicht bekannt.

Klinik und Verlauf

Sensible Ausfälle liegen nicht vor. Da beide Motoneurone der Pyramidenbahn betroffen sind, kommt es zur Kombination einer spastischen mit einer schlaffen Lähmung. Das heißt, es können beispielsweise atrophische Paresen vorliegen und gleichzeitig die Eigenreflexe gesteigert bzw. der Babinski-Reflex auslösbar sein.
Die meisten Patienten erkranken um das 55. Lebensjahr herum.
Der zur Zeit wohl berühmteste Patient mit dieser Erkrankung ist der britische Astrophysiker Stephen Hawking, wobei hier ein ungewöhnlich langer Verlauf bemerkenswert ist.

Differenzialdiagnose

Zervikale Myelopathie, Polyneuropathie mit schwerpunktmäßigem Befall des zweiten motorischen Neurons, Polio, etc.

Therapie

Das Medikament *Riluzol* führt zu einer Verlängerung der Erkrankungsdauer, eine Heilung ist hierunter jedoch nicht möglich.

- Naturheilkundlich:
  Eine etablierte naturheilkundliche Therapie existiert gegenwärtig nicht.

Prognose

Infaust.

4.2 Zirkulationsstörungen des ZNS

4.2.1 Hirninfarkt, Apoplex

Definition

Die zwar heute noch gebräuchliche, aber wenig richtungweisende Bezeichnung „Apoplex" steht im Grunde genommen nur für das rasche zeitliche (blitzartige) Auftreten der neurologischen Fokalsymptomatik. In ca. 85 % der Fälle handelt es sich dabei um einen ischämischen Infarkt, der auf einer Hirndurchblutungsminderung beruht (Hirninfarkt) (Abb. 38) und in ca. 15 % der Fälle auf einer Hirnblutung (Abb. 39).

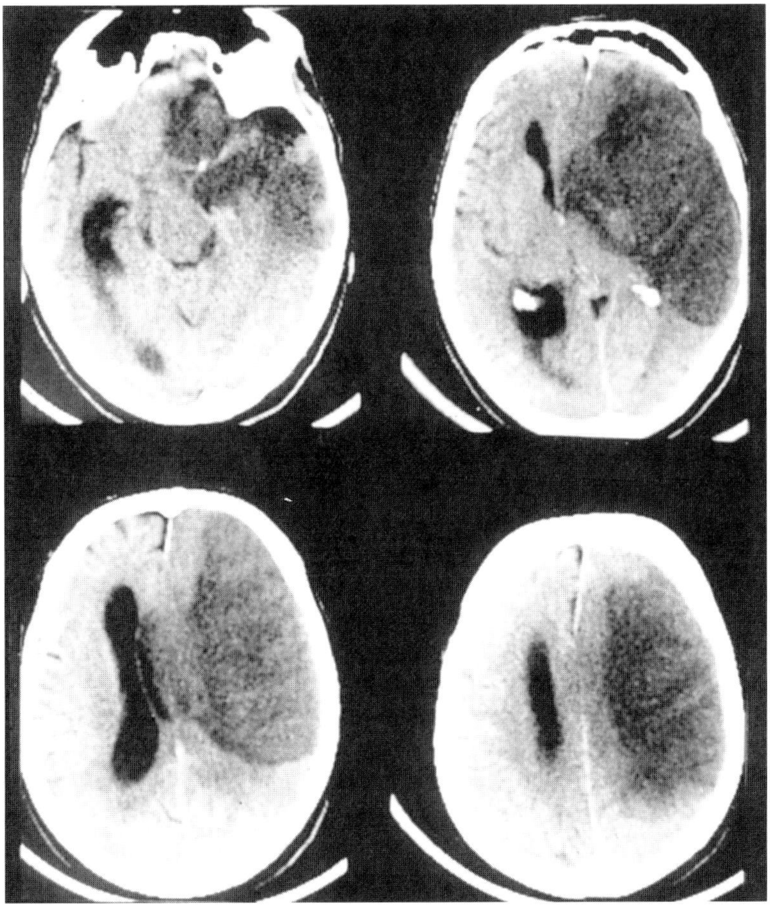

Abb. 38 CT-Nachweis eines frischen Mediainfarkts links. Es zeigt sich ein großes hypodenses Areal, das gesamte Mediastromgebiet betreffend. Es besteht eine erhebliche Raumforderungswirkung mit Kompression des linken Seitenventrikels und Mittellinienverlagerung nach rechts mit Foramen-Monroi-Blockade und konsekutiver Erweiterung des rechten Seitenventrikels. Die kortikale Sulkuszeichnung ist verstrichen. Die linksseitige A. cerebri media zeigt sich hyperdens, was auf eine zugrundeliegende Thrombose schließen lässt. (Aus: H. Ch. Mäurer, H. Ch. Diener [Hrsg.]: „Der Schlaganfall", Thieme, Stuttgart 1996)

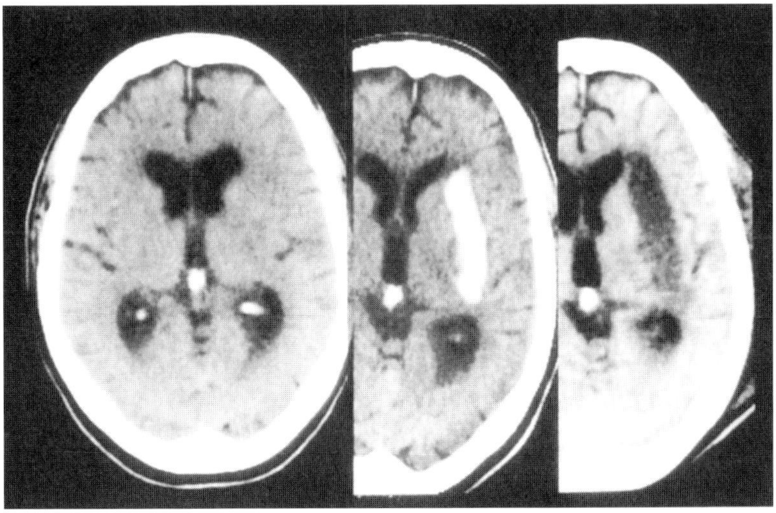

Abb. 39 CT-Verlauf eines rechtsseitigen Linsenkerninfarktes mit sekundärer Hämorrhagie. **a** 6 Stunden nach dem Ereignis ist noch kein Infarktareal abzugrenzen. **b** Nach 36 Stunden (bei klinischer Verschlechterung) zeigt sich ein blutwertige Dichteanhebung. **c** Diese entspricht genau dem nach 3 Wochen abgrenzbaren Infarktareal. Im Gegensatz zu einer intrazerebralen Massenblutung fehlt jegliche Raumforderungswirkung, es ist kein perifokales Ödem

(Aus: H. Ch. Mäurer, H. Ch. Diener [Hrsg.]: „Der Schlaganfall", Thieme, Stuttgart 1996)

Ursache

Zugrunde liegen dem Hirninfarkt verschiedene Varianten der Arteriosklerose der Hirnarterien einschließlich der hirnversorgenden Halsarterien oder embolisierenden Herzerkrankungen zugrunde.

Klinik und Verlauf

► **Rein klinisch lässt sich keine Unterscheidung zwischen einem ischämischen Infarkt oder einer Hirnblutung treffen.**

Nach dem zeitlichen Ausmaß kann man Hirninfarkte weiter unterteilen in
Transitorisch-ichämische Attacken:
Hierbei muss definitionsgemäß die neurologische Fokalsymptomatik spätestens nach 24 Stunden vollständig zurückgebildet sein, meistens dauern die flüchtigen Durchblutungsstörungen aber nur wenige Minuten an.

Jede transitorisch-ichämische Attacke bedarf einer unverzüglichen stationären Abklärung, da es im Prinzip zu jedem darauffolgenden Zeitpunkt, entweder innerhalb der nächsten Minuten, oder innerhalb der nächsten Tage, Wochen oder Monate zu einem eventuell kompletten Schlaganfall kommen kann.

Vollendeter Schlaganfall:
Hierbei ist seit Eintreten der neurologischen Symptomatik innerhalb von 24 Stunden eine wesentliche Verbesserung nicht eingetreten.

► **Schon bei einer transitorisch-ischämischen Attacke (TIA) muss computertomographisch abgeklärt werden, ob es sich hierbei nicht doch um eine Blutung handelt.**

Falls mit Hilfe des CT's eine Blutung ausgeschlossen werden kann, muss die Ursache des Infarktes abgeklärt werden. Hierzu werden die Halsgefäße sowie das Herz mit einem Ultraschallverfahren untersucht, um dort ggf. eine Emboliequelle aufzudecken.

Symptomatik

Häufige Symptome: Hemiparese, Aphasie, Hemianopsie, Drehschwindel, Übelkeit, etc.. Die Symptomatik richtet sich jeweils nach den betroffenen Strukturen des Gehirns. Beispielsweise führt ein Infarkt des Gyrus praecentralis zu einer kontralateralen Hemiparese oder ein Infarkt im Bereich des rechten Okzipitallappens zu einer linksseitigen Hemianopsie.

Differenzialdiagnose

Intrazerebrale Blutung, Subarachnoidalblutung, fokale Epilepsie, Migraine accompagneé etc.

Therapie

In aller Regel ist das durch einen Hirninfarkt gefährdete Gewebe nicht mehr zu retten. Die sogenannte *Lysetherapie*, bei welcher versucht wird das thrombotische Material im Gefäß mit Hilfe von Enzymen aufzulösen, wird in einer zunehmenden Zahl von Zentren praktiziert und weist neue therapeutische Erfolge auf, auch wenn diese Therapieform mit Blutungsrisiken verbunden ist und nur bei Patienten infrage kommt, die höchstens 6 Stunden (besser höchstens 3 Stunden) nach dem Infarktereignis eingewiesen werden können.
Ansonsten geht es in der Therapie in erster Linie darum, neue Infarkte zu verhindern. Ganz grob gesagt, gibt es bis heute nur zwei etablierte Therapieverfahren. Bei einer arterioarteriellen Emboliequelle durch arterioskleroti-

sche Plaques wird *Acetylsalicylsäure* (z. B. ASS) oder *Clopidogrel* (z. B. Plavix) zur Thrombozytenaggregationshemmung verordnet. Bei kardialen Emboliequellen erfolgt die Blutverdünnung durch *Phenprocoumon* (*Marcumar*).

▸ **Wichtig** bei der **Erstversorgung** eines Schlaganfalls sind die Senkung über 180 mg/d erhöhter Blutzuckerwerte und die Korrektur der erhöhten Körpertemperatur über 38,5 °C, z. B. durch die Gabe von *Paracetamol* (*Benuron supp.*).

Erhöhte Blutdruckwerte sollten erst beim Überschreiten von ca. 200/120 mm Hg gesenkt werden, wobei ein systolischer Wert von 160 mm Hg nicht unterschritten werden sollte, da es sonst zu einer weiteren Minderdurchblutung des betroffenen Hirnareals kommt.

▸ Naturheilkundlich:
- Eigenbluttherapie ohne Zusätze. Vor Entfernung der Nadel eine Ampulle Mucokehl D6 Sanum langsam i. v. injizieren. Insgesamt 15 bis 20 Injektionen.
- Homöopathische Therapie mit Conium D4, D6, D12, (D30).
  Curare D6, D12
  Gelsemium D3, D4, D6
  Lathyrus sativa D4, D6, D12
  Plumbum metallicum D6, D12, (D30).

Prognose

Diese ist abhängig von verschiedenen Faktoren wie Größe des Infarktareals, Alter und Allgemeinzustand des Patienten, Begleiterkrankungen und reicht von einer völligen Ausheilung bis hin zum Exitus letalis.

4.2.2 Intrazerebrale Blutung

Definition

Es handelt sich um eine meist plötzlich auftretende Blutansammlung im Gehirn. Der Durchmesser der intrazerebralen Blutungen reicht von einigen Millimetern bis zu mehreren Zentimetern. Manchmal sind die Blutungen so ausgedehnt (diese werden auch *Massenblutungen* genannt), dass sie in das Ventrikelsystem einbrechen.

Ursache

In aller Regel Gefäßrupturen, die meistens durch eine langjährige arterielle Hypertonie bedingt sind. Neben Arteriosklerose ist die zweithäufigste Ursache heute exzessiver Alkoholkonsum.

Klinik und Verlauf

→ Siehe Hirninfarkt, Apoplex.

Therapie

Das eingeblutete Hirnareal ist medikamentös nicht zu beeinflussen. Wenn überhaupt, werden nur intrazerebrale Massenblutungen operiert, wobei die Ergebnisse uneinheitlich sind.

▸ Naturheilkundlich:
(siehe „Hirninfarkt").

Prognose

→ Siehe Hirninfarkt, Apoplex.

4.2.3 Sinusvenenthrombose

Definition

Bei der Sinusvenenthrombose handelt es sich um eine Thrombose der in den Dura-Umschlagfalten eingebetteten Sinus (z. B. Sinus sagitalis superior et inferior, Confluens sinuum, Sinus transversus, etc.) und/oder der tiefen Hirnvenen (vor allem der Vena cerebri magna).

Ursache

Die Ursache besteht meistens in einer erhöhten Neigung zu thrombembolischen Komplikationen im Rahmen der hormonellen Veränderungen im letzten Drittel der Schwangerschaft und im Wochenbett.

Klinik und Verlauf

Die Thrombose der venösen Abflusswege führt zu einer massiven Drucksteigerung im venösen System, welche sich in das vorgeschaltete Kapillarnetz fortsetzt. Durch diesen Druckanstieg kommt es dann zu einem Austritt von Blutflüssigkeit in das Hirngewebe. Die hierbei zunehmende Hirndrucksteigerung erklärt die Trias aus Kopfschmerzen (über 90 %), Bewusstseinstrübung (ca. 60 %) und epileptischen Anfällen (ca. 50 %). Stauungspapillen sind häufig, aber nicht regelmäßig. Aufgrund des Rückstaus kann gelegentlich eine Sinusvenenthrombose auch einen leicht blutigen Liquor mit Meningismus (siehe entzündliche ZNS-Erkrankungen) verursachen, was die Abgrenzung gegenüber einer Subarachnoidalblutung erheblich erschwert. Eine weitere diagnostische Maßnahme ist die Computertomographie.
Ganz sicher nachweisen bzw. ausschließen kann man eine Sinusvenenthrombose mit der zerebralen Panangiographie (= röntgenologische Darstellung der Hirngefäße mit Hilfe eines Kontrastmittels).

Differenzialdiagnose

Spannungskopfschmerz, Migräne, Hirntumor, EPH-Gestose, etc.

Therapie

Initial Vollheparinisierung, später Marcumarisierung über mehrere Monate.

- ▶ Naturheilkundlich:
  Eine etablierte naturheilkundliche Therapie existiert gegenwärtig nicht.

Prognose

Günstig, meist wird Heilung ohne Folgeschäden erreicht.

4.3 Hirngefäßmissbildungen

4.3.1 Zerebrale Aneurysmen

Definition

Zerebrale Aneurysmen sind anlagebedingte Gefäßmissbildungen, die zu umschriebenen, meist sackförmigen Ausstülpungen führen. Sie kommen besonders häufig im Bereich der Aufzweigungen der großen hirnversorgenden Arterien des Circulus arteriosus cerebri vor und haben eine Größe von wenigen Millimetern bis zu 4 Zentimetern. Als Beispiel eines Aneurysmas siehe Abb. 40.

- ▶ Bei 15 % der Patienten finden sich zwei oder mehr Aneurysmen. Die größte Gefahr eines Aneurysmas ist die spontane Ruptur mit nachfolgender, vital bedrohlicher Subarachnoidalblutung (SAB).

Ursache

Siehe Definition.

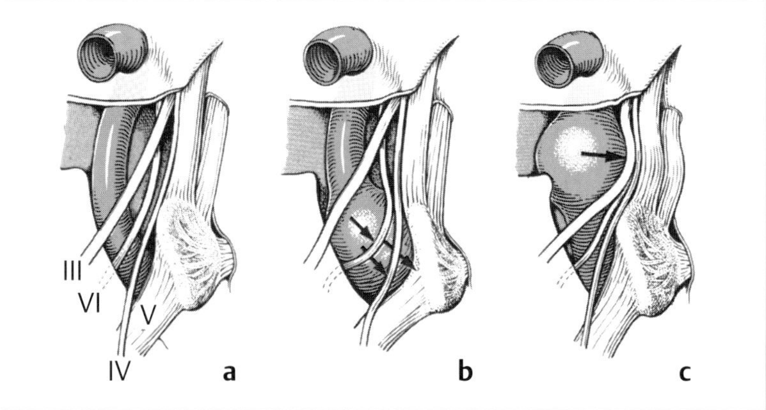

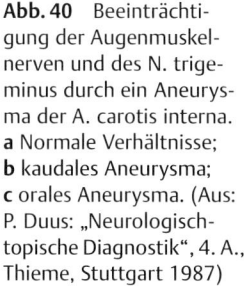

Abb. 40 Beeinträchtigung der Augenmuskelnerven und des N. trigeminus durch ein Aneurysma der A. carotis interna. **a** Normale Verhältnisse; **b** kaudales Aneurysma; **c** orales Aneurysma. (Aus: P. Duus: „Neurologisch-topische Diagnostik", 4. A., Thieme, Stuttgart 1987)

Klinik und Verlauf

► **Leitsymptom der Subarachnoidalblutung ist ein plötzlich auftretender, für den Patienten nach Intensität und/oder Qualität noch nie erlebter Kopfschmerz, der auch als „Vernichtungskopfschmerz" bezeichnet wird.**

Begünstigend für die Ruptur ist eine körperliche Anstrengung, andererseits können Rupturen aber auch aus völliger Ruhe heraus auftreten.

Die wichtigsten Komplikationen einer aneurysmatischen Subarachnoidalblutung:
- **Nachblutungen (am häufigsten innerhalb der ersten 14 Tage nach der Erstblutung)**
- **Die Entwicklung eines Hydrocephalus occlusus durch Störung des Liquorabflusses, da das aus dem Aneurysma stammende Blut sich im äußeren Liquorraum befindet und somit der Abfluss des Liquors über die Arachnoidalzotten in die Sinus blockiert werden kann (siehe „Liquorzirkulation").**
- **Zerebraler Vasospasmus (hierbei ziehen sich die arteriellen Hirngefäße zusammen und können so einen Infekt verursachen), der drei bis vier Tage nach der ersten Blutung auftritt und nach ca. 2 bis 3 Wochen wieder abklingt.**

Die Sicherung der klinischen Verdachtsdiagnose erfolgt durch die kraniale Computertomographie (Abb. 41), durch die eine Subarachnoidalblutung kleineren Ausmaßes jedoch nicht ausgeschlossen werden kann. Dies erfolgt dann durch die Lumbalpunktion, bei der das Blut im Liquorraum nachgewiesen wird. Der Nachweis von Blut kann bis zu 14 Tagen nach dem Erstereignis erfolgen. Ist die Diagnose einer SAB gesichert, muss eine zerebrale Panangiographie zur genauen Lokalisation des Aneurysmas durchgeführt werden.

Differenzialdiagnose

Migräne, Spannungskopfschmerz, Meningitis, Hirninfarkt, Hirnblutung, etc.

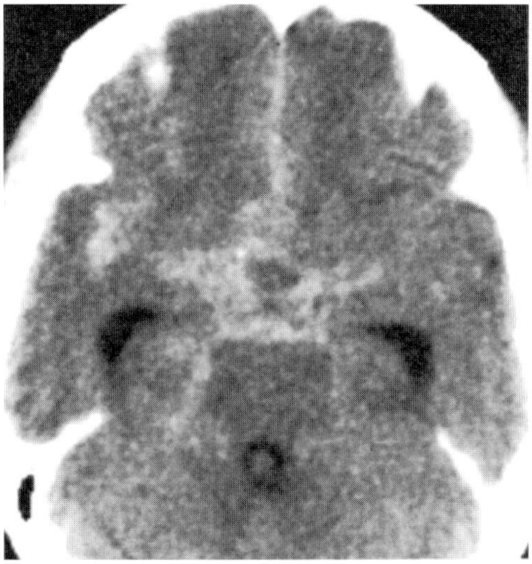

Abb. 41 Frische Subarachnoidalblutung im CT mit Blut in den basalen Zisternen. (Aus: K. Kunze: „Praxis der Neurologie", 2. A., Thieme, Stuttgart 1999)

Therapie

Diese besteht in der operativen Entfernung des Aneurysmas.

- Naturheilkundlich:
  Eine etablierte naturheilkundliche Therapie existiert gegenwärtig nicht.

Prognose

Je nach Ausmaß und Lokalisation der aneurysmatischen Subarachnoidalblutung reicht der Verlauf von einer Ausheilung ohne Folgeschäden bis hin zum Exitus letalis.

4.3.2 Zerebrale Angiome

Definition

Zerebrale Angiome bestehen in der Regel aus einer überschießenden Bildung von Venen und Arterien, die eine unphysiologische Länge und Schlängelung aufweisen. Das umliegende Hirngewebe weist häufig eine Atrophie in Verbindung mit einer Funktionseinschränkung auf.

Ursache

Ungeklärt.

Klinik und Verlauf

Zerebrale Angiome können bereits in der Pubertät oder im frühen Erwachsenenalter symptomatisch werden. Häufig werden Kopfschmerzen angegeben, auf die dann später fokale oder generalisierte Anfälle erfolgen. Durch die im Resultat verminderte Durchblutung des Hirngewebes kommt es zwischen dem 20. und 30. Lebensjahr zu neurologischen Herdsymptomen und/oder zu kleineren Einblutungen.
Die Diagnostik erfolgt mit Hilfe der Computertomographie und der Angiographie.

Differenzialdiagnose

Kopfschmerzen anderer Genese, Hirntumore, symptomatische Epilepsien, etc.

Therapie

Operative Entfernung.

▶ Naturheilkundlich:
Eine etablierte naturheilkundliche Therapie existiert gegenwärtig nicht.

Prognose

Günstig.

4.4 Schädel-Hirn-Traumata

4.4.1 Commotio cerebri

Definition

Eine durch ein Schädel-Hirn-Trauma ausgelöste Bewusstseinstrübung, die nicht länger als drei Stunden dauert.

Ursache

Siehe „Definition".

Differenzialdiagnose

Andere Schädel-Hirn-Traumata (s. u.).

Klinik und Verlauf

▶ **Das Leitsymptom der Gehirnerschütterung (Commotio cerebri) ist die Bewusstseinstrübung**.

Nicht unbedingt kommt es zu einer sogenannten *retrograden Amnesie*, das heißt dass die Ereignisse vor dem Trauma nicht mehr erinnert werden können. Die Dauer der Bewusstlosigkeit beträgt meistens wenige Sekunden bis Minuten, in seltenen Fällen kann sie auch bis zu ca. 3 Stunden dauern.

Therapie

Eine 2- bis 3-tägige Bettruhe ist ausreichend, danach sollte eine rasche Mobilisation erfolgen. Ggf. können Analgetika gegeben werden.

▶ Naturheilkundlich:
- Homöopathisch Apis D4 (DHU)
- Biologisch Glutamin verla (Verla-Pharm), Traumeel (Heel), Vertigoheel (Heel).

Prognose

Gut.

4.4.2 Contusio cerebri

Definition

Eine Contusio cerebri ist immer mit einer (traumatischen) Substanzschädigung des Gehirns verbunden.

Ursache

Schädel-Hirn-Trauma.

Klinik und Verlauf

Im Gegensatz zur Commotio cerebri handelt es sich bei der Contusio cerebri um ein Schädel-Hirn-Trauma, welches in der Regel eine deutlich längere Bewusstlosigkeit aufweist (mehr als 4 Stunden, manchmal bis zu 24 Stunden). Psychopathologisch kann sich ein mehrere Tage anhaltender Verwirrtheitszustand entwickeln.

Differenzialdiagnose

Andere Schädel-Hirn-Traumata.

Therapie

Diese ist konservativ, ähnlich wie bei der Commotio cerebri.

- Naturheilkundlich:
  Eine etablierte naturheilkundliche Therapie existiert gegenwärtig nicht.

Prognose

Diese ist weniger günstig als bei der Commotio cerebri, eine andauernde organische Wesensänderung ist nicht selten.

4.4.3 Epidurales Hämatom

Definition

Eine traumatisch bedingte Einblutung zwischen Dura matar und der Schädelkalotte.

Ursache

Bei einem epiduralen Hämatom kommt es durch ein Schädel-Hirn-Trauma zu einer Ruptur der Arteria meningea media, wobei eine Kalottenfraktur hierfür nicht unbedingt Voraussetzung sein muss. Die Arteria meningea media bzw. ihre Äste verlaufen zwischen der Dura mater und der mit dieser fest verbundenen Schädelkalotte. Da das Gefäß zum arteriellen System mit im Vergleich zum venösen System deutlich höherem Blutdruck gehört, kommt es rasch zu einer zunehmenden Blutansammlung zwischen Dura mater und Schädelknochen (Abb. 42).

Klinik und Verlauf

Typischerweise ist der Patient anfangs durch das Schädel-Hirn-Trauma selber kurz bewusstlos im Sinne einer Commotio cerebri. Nach Rückgang dieser Bewusstlosigkeit (sogenanntes „symptomfreies Intervall") kommt es dann durch die Größenzunahme des Hämatoms zu einem zunehmenden Druck auf das Gehirngewebe, der mit einer Hirndrucksymptomatik gleichzusetzen ist. Hierdurch entwickeln sich dann fokal-neurologische Ausfälle in Verbindung mit einer zunehmenden, erneuten Bewusstlosigkeit bis hin zum Koma.

Das epidurale Hämatom ist ein neurochirurgischer Notfall. Die Verdachtsdiagnose wird computertomographisch gesichert und nachfolgend muss unverzüglich eine Bohrlochtrepanation mit anschließendem Verschluss des Gefäßes erfolgen.

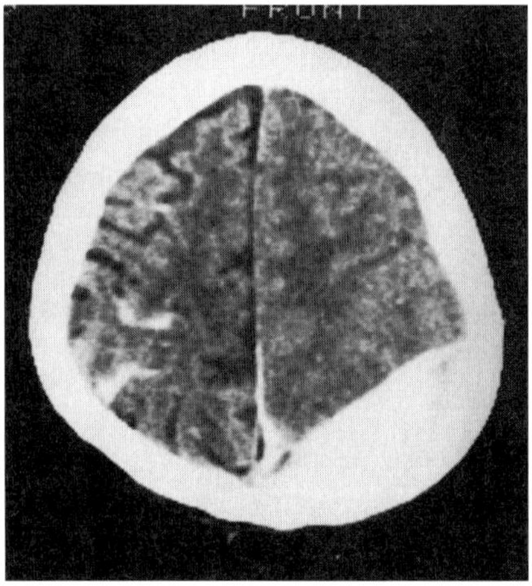

Abb. 42 Epidurales Hämatom. (Aus: K. Kunze: „Praxis der Neurologie", 2. A., Thieme, Stuttgart 1999

Differenzialdiagnose

Andere Schädel-Hirn-Traumata.

Therapie

Chirurgisch durch Bohrlochtrepanation.

- Naturheilkundlich:
  Eine etablierte naturheilkundliche Therapie existiert gegenwärtig nicht.

Prognose

Diese reicht von völliger Ausheilung bis zum Exitus letalis.

4.4.4 Subdurales Hämatom

Definition

Es handelt sich hierbei um eine Blutansammlung zwischen der Dura mater und der darunter befindlichen Arachnoidea.

Ursache

Die Ursache ist ein Zerreißen von kleinen Venen, die im Subduralraum liegen.

Klinik und Verlauf

Das subdurale Hämatom folgt ebenfalls nach einem Schädel-Hirn-Trauma, welches aber so leicht sein kann, dass sich der Patient möglicherweise hieran nicht mehr erinnert. Aufgrund des wesentlich geringeren Blutdrucks im venösen System kommt es zu einer allmählichen Symptomzunahme über mehrere Wochen, beispielsweise in Form einer langsam fortschreitenden Hemiparese. Auch hier wird die Diagnose computertomographisch gesichert (Abb. 43).

Therapie

Operativ. Es ist in aller Regel aber keine notfallmäßige Operation wie bei dem epiduralen Hämatom erforderlich.

- Naturheilkundlich:
  Eine etablierte naturheilkundliche Therapie existiert gegenwärtig nicht.

Prognose

Günstig.

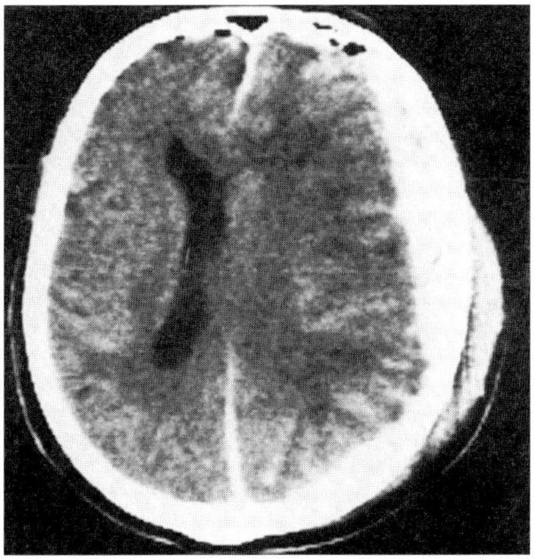

Abb. 43 Subdurales Hämatom. (Aus: K. Kunze: „Praxis der Neurologie", 2. A., Thieme, Stuttgart 1999)

4.5 Hirntumore

Hirntumore haben ihren Ursprung entweder im Bereich des Gehirns bzw. seiner umgebenden Häute oder sind als sogenannte *Fernmetastasen* aufzufassen. Unter den Karzinomen, die Fernmetastasen verursachen, dominiert das **Bronchialkarzinom**. Prinzipiell kann jedoch jeder Tumor in das Gehirn metastasieren.
Hirntumore werden durch fokale neurologische Ausfälle, Krampfanfälle, Wesensänderungen oder allgemeine Hirndruckzeichen klinisch auffällig. Es folgt nun eine Charakterisierung der klinisch wichtigsten Hirntumore.

4.5.1 Glioblastom

Definition

Glioblastome sind maligne Tumoren des Gehirns, die infiltrierend wachsen und sich chirurgisch nie vollständig entfernen lassen (Abb. 44).

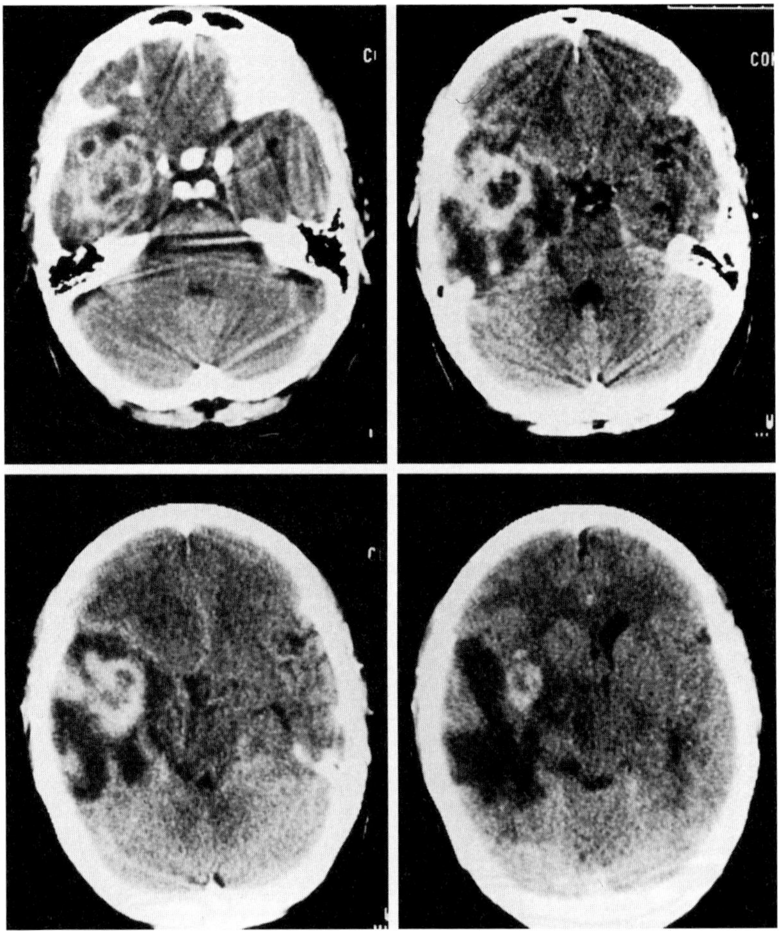

Abb. 44 Typische Computertomogramme eines rechts temporal gelegenen Glioblastoms mit Kontrastmittel anreicherndem Randsaum und zentraler hypodenser Zone, meist einer Nekrose entsprechend. (Aus K. Kunze: „Praxis der Neurologie", 2. A., Thieme, Stuttgart 1999)

Ursache

Unbekannt. Im Gegensatz zu anderen Tumorformen, wie beispielsweise Bronchialkarzinom oder malignes Melanom, sind Risikofaktoren nicht bekannt.

Klinik und Verlauf

Anfangs stehen häufig uncharakteristische Wesensänderungen im Vordergrund, später treten Hirndrucksymptome in Verbindung mit Kopfschmerzen und epileptischen Anfällen auf.

Differenzialdiagnose

Organische Wesensänderung anderer Genese, endogene Psychosen, z. B. Depression, Epilepsie, etc.

Therapie

In aller Regel chirurgisch.

- Naturheilkundlich:
  Eine etablierte naturheilkundliche Therapie existiert gegenwärtig nicht.

Prognose

Nach Diagnosestellung beträgt die durchschnittliche Überlebensrate 6–9 Monate.

4.5.2 Medulloblastom

Definition

Maligner Hirntumor des Kindes- und Jugendalters, der seinen Ursprung häufig im Kleinhirn bzw. Hirnstamm hat.

Ursache

Unbekannt.

Klinik und Verlauf

Aufgrund der Lokalisation führt das Medulloblastom häufig zu einer Ataxie, insbesondere Rumpfataxie, sowie zu einem Liquoraufstau mit Stauungspapillen. Frühsymptome sind Kopfschmerz und morgendliches Erbrechen.

Therapie

Chirurgisch mit postoperativer Bestrahlung.

- Naturheilkundlich:
  Keine spezielle Therapie bekannt.

Prognose

Die 10-Jahres-Überlebensrate beträgt ca. 40 %.

Eine kleine Eselsbrücke für Glioblastome und Medulloblastome sind die 3 G (Glioblastom) und die 3 K (Medulloblastom):

„Große" (Erwachsene), Großhirn, großzellig.

„Kleine" (Kinder), Kleinhirn, kleinzellig.

4.5.3 Meningeome

Definition

Meningeome zählen zu den extrazerebralen Tumoren. Sie gehen von der Dura mater aus und wachsen meist verdrängend, das Gehirn vor sich herschiebend (Abb. 45).

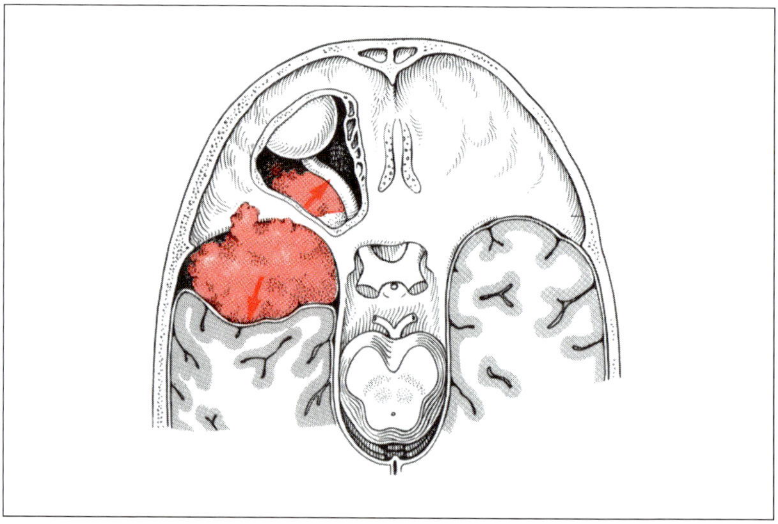

Abb. 45 Keilbeinflügelmeningeom. (Aus: P. Duus: „Neurologisch-topische Diagnostik“, 4. A., Thieme, Stuttgart 1987)

Ursache

Unbekannt.

Klinik und Verlauf

Meningeome sind in den allermeisten Fällen gutartig und wachsen langsam über Jahre und Jahrzehnte. Die Symptomatik besteht in dem entsprechenden Ausfall der in der jeweiligen anatomischen Nähe gelegenen Hirnregion, z. B. Hemiparese durch zunehmende Kompression des Gyrus präcentralis oder kontralaterale Hemianopsie durch zunehmende Kompression eines Lobus occipitalis. Auch kann es zu epileptischen Anfällen kommen.

Differenzialdiagnose

Andere Hirntumore.

Therapie

Die Therapie ist neurochirurgisch.

- Naturheilkundlich:
  Eine etablierte naturheilkundliche Therapie existiert gegenwärtig nicht.

Prognose

In aller Regel gut, so dass mit einen Rezidiv nicht gerechnet werden muss.

4.5.4 Hypophysentumore

Definition

Vom Hypophysenvorderlappen ausgehende Tumore, wobei man hormonaktive Hypophysentumore (ca. 75 %) von hormoninaktiven Hypophysentumoren (ca. 25 %) unterscheidet.

Ursache

Unbekannt.

Klinik und Verlauf

Durch die exzessiv hohe Sekretion beispielsweise durch Prolaktin, Wachstumshormon oder ACTH ergibt sich die jeweilige Symptomatik, z. B. die Akromegalie bei massiver Produktion des Wachstumshormons.

- **Alle Tumore des Hypophysenvorderlappens führen über Kompression des Chiasma opticum von der unteren Mitte aus zu einer bilateralen Hemianopsie (siehe „visuelles System“).**

Endokrine Symptomatik in Verbindung mit einer bilateralen Hemianopsie sind die Leitsymptome eines Hypophysentumors.

Therapie

Operation, wobei nachfolgend die Substitutionstherapie der verminderten Hormone unbedingt gewährleistet sein muss.

▸ Naturheilkundlich:
Eine etablierte naturheilkundliche Therapie existiert gegenwärtig nicht.

Prognose

Gut.

4.6 Entzündliche Erkrankungen des ZNS

4.6.1 Bakterielle Meningitis

Definition

Die bakterielle, eitrige Meningitis ist ein hoch akutes Krankheitsbild, welches durch Bakterien in den Liquorräumen verursacht wird. Bei der diagnostisch wichtigsten Methode, der Lumbalpunktion, wird trüber oder eitriger Liquor gewonnen.

Ursache

Die häufigsten Bakterien sind Pneumokokken und Meningokokken, letztere treten meist bei Kindern und Jugendlichen auf.

Klinik und Verlauf

Die bakterielle Meningitis beginnt meist rasch mit Kopfschmerzen, Erbrechen, Fieber und einer ausgeprägten Nackensteifigkeit (Meningismus). Zusätzlich besteht Lichtscheu sowie eine übersteigerte Schmerzempfindung der Haut. Da sich die Bakterien im Liquor des Subarachnoidalraumes befinden, werden kortikale Strukturen ebenfalls rasch durch die Entzündung geschädigt (Meningoenzephalitis) und es können hierdurch epileptische Anfälle auftreten. Teilweise können sich auch Verwirrtheitszustände mit wahnhaften Symptomen entwickeln. Das Bewusstsein kann innerhalb von Stunden getrübt werden bis hin zum präfinalen Koma. In diesem Stadium ist dann die Nackensteife nicht mehr nachweisbar.
Wenn es zum Übertritt von Meningokokken in das Blutgefäßsystem kommt, entwickelt sich eine Meningokokkensepsis, die mit einer Verbrauchskoagulopathie einhergehen kann. Hierdurch entstehen punktförmige Einblutungen in die Haut (Purpura, Abb. 46), wobei gelegentlich sogar ausgedehnte Gewebsnekrosen entstehen können. (Die perakute Verlaufsform mit Nekrose der Nebennierenrinde bezeichnet man als *Waterhouse-Friderichsen-Syndrom*).

▸ Die **bakterielle Meningitis** ist ein **neurologischer Notfall**.

Durch die Lumbalpunktion muss möglichst rasch Liquor entnommen werden, in dem sich dann mikroskopisch die für die Meningitis verantwortlichen Erreger nachweisen. Der Liquor ist zusätzlich reich an Leukozyten. Dadurch, dass sowohl Leukozyten als auch Bakterien Glukose verstoffwechseln, ist diese meist nicht nachweisbar. Das Endprodukt Lactat kann hingegen in hoher Konzentration nachgewiesen werden.

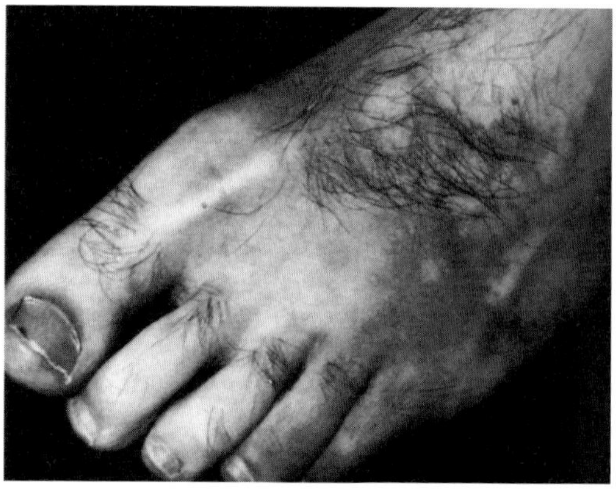

Abb. 46 Purpura bei Meningokokkensepsis (Aus: K. Kunze: „Praxis der Neurologie", 2. A., Thieme, Stuttgart 1999)

Differenzialdiagnose

Virale Meningitis, tuberkulöse Meningitis, Herpes-Simplex-Enzephalitis.

Therapie

Therapie der Wahl ist die intravenöse Applikation von Antibiotika.

- Naturheilkundlich:
  Homöopathie (zur Unterstützung): Aconitum D6 bis D4, Apis mellifica D6, Belladonna D6, Cicuta virosa D6, Gelsemium D10 bis D6, Glonoinum D6, Helleborus niger D4, Lachesis D15 bis D6, Stramonium D12 bis D6, Veratrum viride D4.

Prognose

Vereinfacht kann man sagen, dass ein Drittel der Patienten komplett ausheilen, ein Drittel mit Folgeschädigungen ausheilen und ein Drittel versterben.

4.6.2 Virale Meningitis

Definition

- **Die virale Meningitis ist eine häufige, meistens gutartig verlaufende Infektionskrankheit des Liquorraumes durch Besiedelung von Viren.**

Ursache

Häufig verursachende Viren in Mitteleuropa sind Enteroviren (Picorna) und Paramyxoviren.

Klinik und Verlauf

Die Symptome gleichen oft einem grippalen Infekt, wobei die Temperatur selten 38,5 °C übersteigt. Auch die Nackensteife, Lichtscheu und die übersteigerte Schmerzempfindung der Haut sind meistens gering ausgeprägt. Die virale Meningitis zeichnet sich durch einen symptomarmen Verlauf aus. Die Diagnose beruht auf dem Nachweis von Lymphozyten im Liquor, der bei der Liquorpunktion, im Gegensatz zur bakteriellen Meningitis, farblos und wasserklar ist. Dadurch, dass die Lymphozytenzahl im Liquor deutlich geringer ist als bei der bakteriellen Meningitis und Viren keinen eigenen Stoffwechsel haben, sind Glukose und Lactat im Liquor kaum pathologisch verändert.

Differenzialdiagnose

Bakterielle Meningitis, tuberkulöse Meningitis, Herpes-Simplex-Enzephalitis.

Therapie

Als Therapie reicht meist Bettruhe aus.

- Naturheilkundlich:
  Siehe „bakterielle Meningitis".

Prognose

Die Prognose ist in aller Regel gut und meistens kommt es zu einer kompletten Ausheilung.

4.6.3 Tuberkulöse Meningitis

Definition

Durch Tuberkelbakterien ausgelöste Meningitis.

Ursache

Die Tuberkelbakterien erreichen den Liquorraum hämatogen oder durch direkte Ausbreitung, beispielsweise bei einer tuberkulösen Otitis.

Klinik und Verlauf

Der Krankheitsprozess entwickelt sich häufig über mehrere Monate. Die meisten Patienten haben kein Fieber und klagen aber über ein allgemeines Krankheitsgefühl in Verbindung mit Schmerzen und Gewichtsverlust. Begünstigende zusätzliche Erkrankungen sind HIV-Infektion oder Malignome, die zu einer Immunschwäche führen. Häufige Symptome bei dieser Form der Meningitis sind umschriebene Hirnnervenausfälle, insbesondere des Nervus oculomotorius und des Nervus facialis, da die Tuberkelbakterien sich häufig im Bereich des Liquorraumes in der Nähe der Schädelbasis ansiedeln.

Differenzialdiagnose

Bakterielle Meningitis, virale Meningitis, Herpes-Simplex-Enzephalitis.

Therapie

Orale Gabe der Antibiotika *Isoniazid*, *Rifampicin* sowie *Pyrazinamid*.

- Naturheilkundlich:
  Siehe „bakterielle Meningitis".

Prognose

Unbehandelt beträgt die **Letalität nahezu 100 %**, behandelt ca. 15-40 %.

4.6.4 Herpes-Simplex-Enzephalitis

Definition

Im Gegensatz zu der meist harmlosen viralen Meningitis handelt es sich bei der viral verursachten Herpes-Simplex-Enzephalitis um ein ebenso bedrohliches Krankheitsbild wie bei der bakteriellen Meningitis.

Ursache

Ursache ist der Befall eines (in der Regel des linken) Temporallappens sowie des Limbischen Systems mit Herpes-Simplex-Viren, die sich intrazellulär vermehren, welches zu einem Untergang des betreffenden Nervengewebes führt.
Das Herpes-Simplex-Virus gelangt wahrscheinlich über die Nasenschleimhaut sowie der nachgeschalteten Riechbahn in das Limbische System bzw. in die Temporallappen.

Klinik und Verlauf

Typisch für die Herpes-Simplex-Enzephalitis ist ein zweiphasiger Verlauf. Nach einer wenige Tage andauernden Phase mit Symptomen eines grippalen Infektes kommt es zunächst zu einer Besserung. Dann treten Sprachstörungen (linker Temporallappen!), Verwirrtheitszustände sowie epileptische Anfälle auf. Zu diesem Zeitpunkt kommt es auch wieder zu einem Anstieg

des Fiebers. Nachfolgend tritt dann eine rasche Vigilanzminderung bis hin zum Koma auf.
Zusatzdiagnostisch wegweisend sind sogenannte *periodische Komplexe* im EEG sowie bildmorphologisch nachweisbare entzündliche Veränderungen im Bereich der Temporallappen sowie insbesondere der Virusnachweis im Liquor.

Differenzialdiagnose

Bakterielle Meningitis, Virale Meningitis, Tuberkulöse Meningitis.

Therapie

Die einzig wirksame Therapie besteht in der intravenösen Gabe von *Aciclovir.*

▸ Naturheilkundlich:
Eine etablierte naturheilkundliche Therapie existiert gegenwärtig nicht.

Prognose

Auch die Herpes-Simplex-Enzephalitis ist ein neurologischer Notfall wie die bakterielle Meningitis und die Ausgänge der Erkrankung sind mit dieser zu vergleichen.

4.6.5 Zoster

Definition, Ursache

Beim Zoster (Gürtelrose) handelt es sich um eine Aktivierung des in der Kindheit erworbenen Varicella-Virus (Windpocken), das nach der überstandenen Erkrankung in den sensiblen Ganglienzellen des Rückenmarks in einer inaktiven Form persistiert. Bei einer Schwächung des Immunsystems, meistens im höheren Lebensalter, kann es dann zu einer erneuten Aktivierung dieses Virus kommen (es wird dann *Varicella-Zoster-Virus* genannt), bis es dann entlang der entsprechenden Nervenfasern in die Peripherie und in die Haut einwandert.

Klinik und Verlauf

In dem betroffenen Hautareal kommt es zu leicht gelblich trüben Bläschen. Nach wenigen Tagen platzen dann diese Bläschen und es kann nachfolgend zu einer schmerzhaften Vernarbung kommen. Nach Abklingen dieser akuten Krankheitsphase kann sich mit einer Latenz von Wochen bzw. Monaten ein oberflächlich unauffälliges, aber sehr schmerzhaftes Areal entsprechend einem peripheren nervalen Versorgungsgebiet entwickeln.
Klinisch wichtige Beispiele sind hierfür der *Zoster ophthalmicus* (1. Ast des Nervus trigeminus), der zu schweren Hornhautschäden führen kann, der *Zoster oticus* (Nervus vestibulocochlearis), der neben einer Affektion des äußeren Gehörganges und der inneren Ohrmuschel einer der häufigsten Ursachen der peripheren Facialisparese ist sowie die Zosterentzündungen im Thoraxbereich, welche entsprechend dem thorakalen Dermatom zu dort lokalisierten Schmerzen führen (Abb. 47).

▸ **Neben der Schmerzbekämpfung ist ganz besonders die Abklärung der Ursache der Immunschwäche vorrangig. Diese kann beispielsweise durch AIDS oder eine beginnende Tumorerkrankung verursacht sein.**

Therapie

Therapie der Wahl ist *Aciclovir.*
▸ Naturheilkundlich:
- Vitamin B12-Präparate.

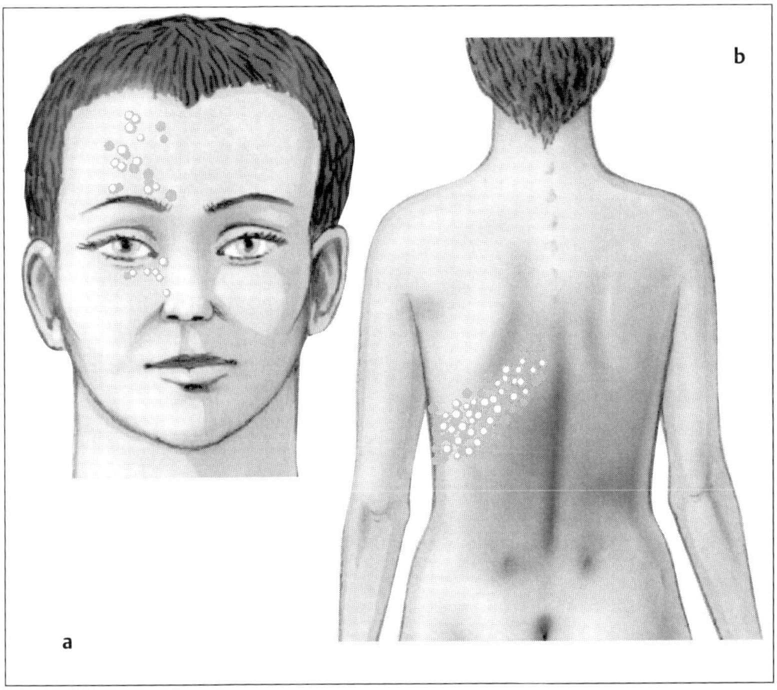

Abb. 47a Schmerzhaftes erythematöses Bläschenexanthem
b Herpes zoster

- Auszüge aus Herba virgaureae (Goldrute), Flores calendulae (Ringelblume) und Folia melissae (Melisse).
- Homöopathisch Viscum album D6 bis D3, Mezereum D6, Anacardium D6 bis D3, Cantharis D6, Valeriana D2, Iris D6 bis D4, Thuja D3 und als Sedativum Valeriana D2.

Prognose

Die Prognose ist im Allgemeinen günstig. Jedoch persistieren bei etwa 15 % der Patienten im befallenen Dermatom brennende Dauerschmerzen in Verbindung mit einer ausgeprägten Berührungsüberempfindlichkeit (postherpetische Neuralgie).

4.6.6 Neurosyphilis (Neurolues)

Definition

Unter Neurosyphilis versteht man die Syphilis im tertiären Stadium, wo neurologische Symptome dominieren (siehe unten).

Ursache

Infektion mit dem Erreger Treponema Pallidum.

Klinik und Verlauf

Die Neurosyphilis war sehr wahrscheinlich über mehrere Jahrhunderte die häufigste chronisch-entzündliche Erkrankung des Nervensystems. Nach dem Primärstadium erfolgt die Infektion des Gehirns bereits im Sekundärstadium, führt aber in der Regel dann nur zu einer „symptomarmen frühluischen Meningitis", der eine mindestens zweijährige Latenz mit Entzündungszeichen im Liquor folgt. Die tertiäre Lues entwickelt sich nach einer Zeit von 8 bis 10 Jahren, gelegentlich aber auch erst 10 bis 15 Jahre nach der Infektion.

Bei der **tertiären Lues** unterscheidet man je nach Manifestationsort im ZNS zwei Formen:
Zum einen die *Tabes dorsalis* mit einer entzündlichen Schädigung der Hinterwurzeln des Rückenmarks, welches zu einer spinalen Ataxie in Verbindung mit heftigen Schmerzen führt.
Zum anderen die *progressive Paralyse*, bei der sich nach einer uncharakteristischen Wesensänderung innerhalb von Monaten eine Demenz entwickelt. Die wegweisenden Symptome für eine progressive Paralyse sind die artikulatorische Sprachstörung, eine schlaffe Mimik mit dem sogenannten „mimischen Beben" sowie die *Argyl-Robertson-Pupille*. Hierbei sind die Pupillen relativ eng, reagieren beidseits nicht auf Licht, jedoch auf Konvergenz durch eine deutlich zunehmende Verengung (eine leichte Pupillenverengung ist bei der Konvergenz physiologisch).

Differenzialdiagnose

Bezüglich der progressiven Paralyse-Demenzen anderer Genese, bezüglich der Tabes dorsalis andere spinale Erkrankungen, z. B. Funikuläre Myelose (siehe unten).

Therapie

Therapie der Wahl bei allen Formen der Neurolues ist weiterhin *Penicillin G*.

- Naturheilkundlich:
  Eine etablierte naturheilkundliche Therapie existiert gegenwärtig nicht.

Prognose

Unbehandelt führt die progressive Paralyse zum Exitus letalis. Durch die Therapie mit *Penicillin* kann eine komplette Ausheilung erzielt werden.

4.6.7 Borreliose

Definition, Ursache

Ursache ist die Infektion mit dem Bakterium Borrelia burgdorferi aus der Gruppe der Spirochäten. Die Übertragung erfolgt durch Zeckenbiss.

Klinik und Verlauf

Die Borrelieninfektion teilt man in drei Stadien ein:

1. Stadium:
Wenige Tage nach dem Zeckenbiss entsteht an der Bissstelle das sogenannte *Erythema migrans*, welches dadurch gekennzeichnet ist, dass das gerötete, infizierte Areal eine zentrale Blässe aufweist (Abb. 48).

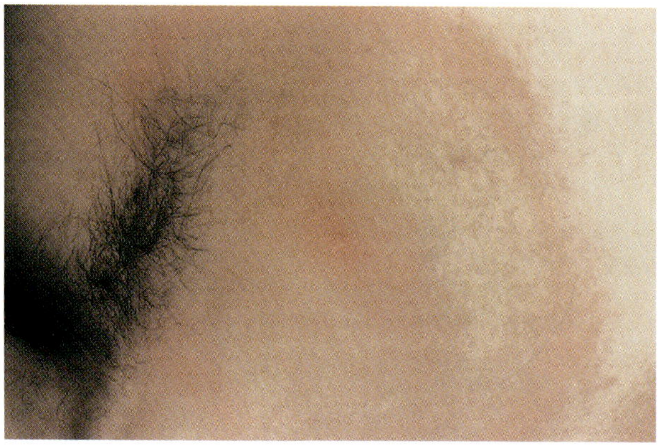

Abb. 48 Typisches Erythema migrans mit Randbetonung im vorderen Axillarbereich. Im Zentrum ist die Zeckenstichreaktion deutlich zu sehen. (Aus: „Lyme-Borreliose", II. Erlanger Borreliose-Symposium 27. Juni 1992. Editiones Roche.)

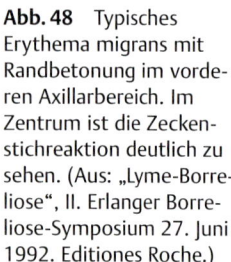

2. Stadium:
Einige Wochen nach dem Erythema migrans entwickeln ein Teil der Patienten eine schmerzhafte Entzündung der Nervenwurzeln im Bereich des Rückenmarks sowie der sie umgebenden Häute (*Meningoradiculitis*). Gar nicht so selten ist auch ein Befall der Hirnnerven, wobei der Nervus facialis besonders häufig betroffen ist.
Am Herzen kann es zur Ausbildung eines AV-Blocks kommen.

3. Stadium:
Bei den wenigsten Patienten entwickelt sich dieses chronische Stadium mit einem Befall der Haut, der kleinen und mittelgroßen Gelenke sowie einer Polyneuropathie. Vereinzelt sind auch eine organische Wesensänderung bzw. eine Demenz beschrieben worden.

Differenzialdiagnose

Multiple Sklerose, Neurosyphilis.

Therapie

Therapie der Wahl ist die Gabe von *Penicillin G* oder *Cephalosporinen*.

▶ Naturheilkundlich:
Eine etablierte naturheilkundliche Therapie existiert gegenwärtig nicht.

4.6.8 Frühsommermeningoenzephalitis (FSME)

Definition, Ursache

Infektion mit einem Flavivirus. Die Übertragung erfolgt durch Zeckenbiss.

Klinik und Verlauf

Klinisch ergibt sich ein zweiphasiger Verlauf mit einem initialen grippeähnlichen Stadium. Das nachfolgende beschwerdefreie Intervall dauert zwischen zwei und fünf Tagen und es kommt dann in der zweiten Phase zu einem erneuten Fieberanstieg über 39 °C, Kopfschmerz, Übelkeit und Lichtscheu. Bei dieser Form der Virusenzephalitis kann es zu einer Bewusstseinseintrübung bis hin zum Koma kommen.
Übertragen werden die Viren durch **Zecken**. Die Erkrankung ist auf die Endemiegebiete Baden-Württemberg, Bayern, Österreich, Ungarn, Balkan sowie Russland beschränkt.

Differenzialdiagnose

Andere virale Meningitiden.

Therapie

Spezifisch antivirale Substanzen stehen nicht zur Verfügung.

▶ Naturheilkundlich:
Eine etablierte naturheilkundliche Therapie existiert gegenwärtig nicht.

Prognose

Bei den günstigen Verläufen können sich die o. g. Symptome bereits nach drei Tagen zurück bilden, häufiger beträgt jedoch die Erkrankungsdauer ca. 4 bis 5 Wochen.

4.6.9 Creutzfeldt-Jakob-Krankheit

Definition

Die Creutzfeldt-Jakob-Krankheit ist eine infektiös mitbedingte *spongiforme Enzephalopathie*. Mit spongiformer Enzephalopathie ist gemeint, dass das Gehirn durch den Untergang von Nervenzellen Löcher aufweist, die ihm ein schwammartiges (spongiformes) Aussehen verleihen. Mittlerweile unterscheidet man vier Formen: die idiopathische, die familiäre, die iatrogen erworbene sowie die neue Variante. Die idiopathische und die familiäre Form haben naturgemäß keine Inkubationszeit.

▷ Je nach Infektionsmodus hat die iatrogene Form eine Inkubationszeit zwischen 15 bis 18 Monate (nach direkter intrazerebraler Inokulation) bis hin zu 30 Jahren (!) nach peripherer Inokulation durch Hormoninjektionen.

Bei **der neuen Variante** wird die **Inkubationszeit** grob auf **über 10 Jahre** geschätzt, kann aber bis dato noch nicht genauer bestimmt werden.

Ursache

Ursache der Erkrankung sind die infektiösen Prionproteine, deren genaue Pathogenese noch nicht geklärt werden konnte.

Klinik und Verlauf

Trotz des BSE-Skandals und des wahrscheinlichen Zusammenhangs mit dem Auftreten der neuen Variante der Creutzfeldt-Jakob-Krankheit ist die epidemiologische Relevanz insgesamt gesehen recht gering. In Deutschland kommt es schätzungsweise innerhalb eines Jahres zum Auftreten einer Creutzfeldt-Jakob-Erkrankung pro 1 Mio. Einwohner.
Nach einem mehrere Wochen bis Monate dauernden Stadium mit uncharakteristischen psychischen Veränderungen (z. B. Müdigkeit, Depressionen, Schlafstörungen, etc.) kommt es zu einer rasch demenziellen Entwicklung in Verbindung mit Bewegungsstörungen.
Zur Diagnosesicherung lässt sich im Liquor ein pathologisches Protein nachweisen und im EEG zeigen sich charakteristische periodische Komplexe.
Die gesamte Erkrankungsdauer beträgt ca. 1 bis 2 Jahre.

Differenzialdiagnose

Demenzielle Entwicklung anderer Genese (z. B. Morbus Alzheimer, Morbus Pick oder arteriosklerotisch bedingte Demenz).

Therapie

Eine therapeutische Option existiert bislang noch nicht.

► Naturheilkundlich: Eine etablierte naturheilkundliche Therapie existiert gegenwärtig nicht.

Prognose

Infaust.

4.7 Myasthenia gravis

Definition

Die Myasthenia gravis („schwerer Muskelschwund") gehört zur großen Gruppe der Autoimmunerkrankungen und zeichnet sich durch eine belastungsabhängige Schwäche der Muskulatur aus.

Ursache

Bei dieser Erkrankung beeinträchtigen Autoantikörper gegen Acetylcholinrezeptoren die neuromuskuläre Erregungsfortleitung.

Klinik und Verlauf

Die Myasthenia gravis kann in jedem Lebensalter manifest werden und das Verhältnis Frauen zu Männer beträgt 2 : 1.

► **Charakteristische Symptome der Myasthenia gravis sind Schwäche und belastungsabhängige Ermüdbarkeit der Skelettmuskulatur.**

Wenn, was häufig der Fall ist, die Augenmuskulatur betroffen ist, klagen die Patienten über Doppelbilder sowie eine ein- oder beidseitige Ptosis, die insbesondere beim Blick nach oben auftritt. Die Symptomatik verstärkt sich in der Regel im Tagesverlauf und nimmt gegen Abend zu.
Die anamnestische Beschreibung belastungsabhängiger Schwäche und wechselnder Doppelbilder, die unter Ruhebedingungen verschwinden, sollte immer an eine Myasthenia gravis denken lassen. Sensibilitätsstörungen und Areflexie gehören nicht zum klinischen Bild der Myasthenia gravis und lassen eher an eine Polyneuropathie denken.
Zur Diagnosesicherung werden Autoantikörper gegen Acetylcholinrezeptoren im Serum bestimmt und elektrophysiologische Untersuchungen durchgeführt. Sehr häufig ist bei der Myasthenia gravis ein **Thymom** vorhanden, welches pathogenetisch bei der Erkrankung eine wesentliche Rolle spielt und operativ entfernt werden sollte.

Differenzialdiagnose

Z. B. Myopathien, Polyneuropathien.

Therapie

Therapeutisch empfiehlt sich die Gabe von Immunsuppressiva (*Azathioprin, Cortison*) in Verbindung mit sogenannten *Acetylcholinesterasehemmern*, welche zu einer vermehrten Bereitstellung an Acetylcholin und somit zu einer besseren Übertragung an der neuromuskulären Endplatte führen.

- Naturheilkundlich:
  Eine etablierte naturheilkundliche Therapie existiert gegenwärtig nicht.

Prognose

Günstig.

4.8 Erkrankungen der Hirnnerven

I. Nervus olfactorius:
Leitsymptom einer Schädigung des Nervus olfactorius ist die **Anosmie** (Geruchsunempfindlichkeit). Es muss jedoch unbedingt berücksichtigt werden, dass es **angeborene Ausfälle** bis hin zu einer kompletten Anosmie gibt!

> **Klinisch am wichtigsten ist der Nachweis einer einseitigen Anosmie bei Verdacht eines abgelaufenen Schädelbasisbruches, wobei es zu einem Abreißen der Fila olfactoria kommt.**

II. Nervus opticus:
Bei der neurologischen Untersuchung wird die Sehstärke im engeren Sinne nicht überprüft. Wichtig ist der Nachweis eines **gestörten Gesichtsfeldes**.

> **Eine homonyme Hemianopsie liegt in der Regel bei Läsionen hinter dem Chiasma opticum vor. Klinisch häufig ist dabei ein Infarkt im Bereich der Arteria cerebri posterior, die den Lobus occipitalis versorgt.**

Eine bilaterale Hemianopsie wird in der Regel verursacht durch eine Kompression des Chiasma opticum infolge eines Tumors des Hypophysenvorderlappens.

III. Nervus oculomotorius:
Er versorgt die meisten Augenmuskeln, darunter auch den für die Lidhebung zuständigen Muskel. Mit Ausnahme einer Senkung bzw. Abduktion des Bulbus ist er für alle Augenbewegungen zuständig. Zusätzlich laufen mit diesem Nerv die parasympathischen Fasern, die eine Miosis erzeugen. Bei Ausfall des Nervus oculomotorius überwiegen die Muskeln, die für eine Senkung bzw. Abduktion zuständig sind und dementsprechend steht das Auge nach außen unten ab in Verbindung mit einer kompletten Ptosis. Häufigste Ursache ist ein langjähriger Diabetes mellitus, wobei die parasympathischen Fasern intakt bleiben und zusätzlich Kopfschmerzen vorliegen.

IV. Nervus trochlearis:
Der Nervus trochlearis ist von den Nerven, die für die Bulbusmobilität zuständig sind, am seltensten betroffen. Er senkt das Auge ein klein wenig und führt zusätzlich eine geringfügige Rotation nach innen durch.
Auch der Nervus trochlearis kann durch einen langjährigen Diabetes in Mitleidenschaft gezogen werden.

V. Nervus trigeminus:
Der Nervus trigeminus ist ein überwiegend sensibler Nerv, der die gesamte Gesichtshaut sowie die vorderen Anteile der Kopfhaut versorgt. Ein kleinerer Teil des Nervus trigeminus versorgt die Kiefermuskulatur.
Klinisch wichtig ist die **Trigeminusneuralgie**, die im Kapitel „Kopf- und Gesichtsschmerzen" beschrieben wird.

VI. Nervus abducens:
Wie der Name schon sagt, hat dieser Nerv nur eine einzige Funktion, nämlich die, dass er das Auge abduziert (nach außen wendet). Dem entsprechend steht bei einem Ausfall das **Auge nach innen**.
Auch hierfür ist der Diabetes ein Risikofaktor.

VII. Nervus facialis:
Der Nervus facialis ist ein überwiegend motorischer Nerv, der für die gesamte Gesichtsmuskulatur zuständig ist. Zusätzlich enthält der Nervus facialis Nervenfasern, die für die Tränendrüsen, das Zurückziehen des Steigbügels aus der Verbindung zum Innenohr bei zu lauten Geräuschen sowie der Geschmacksfortleitung zuständig sind. Dem entsprechend liegt bei einer peripheren Fazialisparese nicht nur ein Herabhängen des betroffenen Mundwinkels, der Stirnseite sowie die Unfähigkeit, ein Auge zu schließen, vor, sondern die Patienten geben auch ein **trockenes Auge**, eine sogenannte *Hyperakusis*, und Geschmacksstörungen an.

Wichtig ist die Unterscheidung einer zentralen von einer peripheren Fazialisparese (Abb. 49). Bei einer zentralen Fazialisparese ist der Stirnast nicht betroffen, das betroffene Auge kann geschlossen werden und es liegt nur ein hängender Mundwinkel vor. Ursache ist die, dass der Stirnast nicht nur von der kontralateralen Hirnseite versorgt wird, sondern auch von der ipsilateralen. Bei der zentralen Fazialisparese existieren auch keine Sekretionsstörungen des Auges, keine Hyperakusis und keine Geschmacksstörungen. Häufige Ursache ist ein kontralateraler Hirninfarkt.

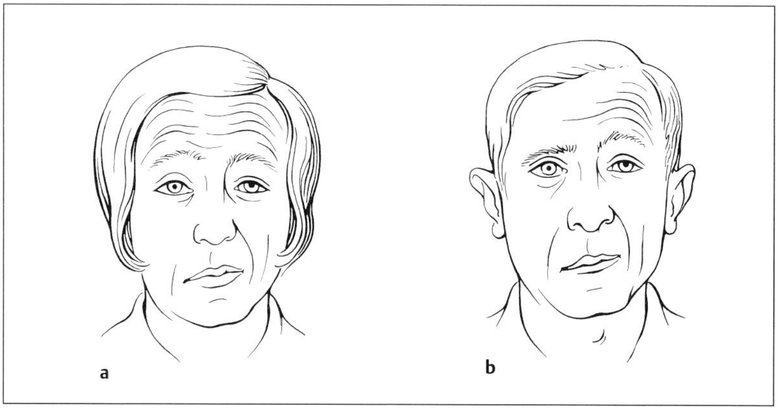

Abb. 49 Fazialisparese. **a** Zentrale Lähmung (Stirnmuskulatur frei); **b** periphere Lähmung (Stirnmuskulatur mitgelähmt). (Aus: P. Duus: „Neurologisch-topische Diagnostik“, 4. A., Thieme, Stuttgart 1987)

Bei der peripheren Fazialisparese ist die gesamte Gesichtshälfte betroffen. Häufigste Ursache einer peripheren Fazialisparese ist die sogenannte *Bell'sche Parese*. Die Ursache ist unklar, man vermutet eine virale Infektion. Die Prognose ist in aller Regel günstig. In 80 bis 90 % aller Fälle kommt es zu einer kompletten Ausheilung. Unterstützend wird *Cortison* gegeben. Die wichtigste Therapiemaßnahme bei einer peripheren Fazialisparese ist der Schutz des betroffenen Auges durch eine Augenklappe und einer dreimal täglichen Gabe einer Augensalbe, z. B. *Bepanthen*. Wird dies nicht durchgeführt, drohen schwere Hornhautulzerationen. Auch gymnastische Übungen für die Gesichtsmuskulatur sind hilfreich.

VIII. Nervus vestibulocochlearis:
Der Nervus vestibulocochlearis besteht aus zwei Anteilen, dem Nervus vestibularis und dem Nervus cochlearis. Für die Fortleitung der Information des Innenohres, der sogenannten *Schallempfindung*, ist der Nervus cochlearis zuständig. Eine nicht seltene Schädigung des Nervus cochlearis wird durch ein sogenanntes *Akustikusneurinom* verursacht, welches primär ein gutartiger, über Jahre und Jahrzehnte allmählich wachsender Tumor ist, der zu einer entsprechenden Schwerhörigkeit führt. Das Akustikusneurinom kann operativ gut entfernt werden.
Der Nervus vestibularis ist zuständig für die Reizfortleitung des Vestibularorganes. Der Nerv selber wird so gut wie nie geschädigt. Klinisch wichtig sind die Funktionsstörungen des Vestibularorganes, die in diesem Zusammenhang erläutert werden (siehe „Neuroanatomie“).

❶ Vestibularisausfall (Neuronitis vestibularis):

Ursache

Die Ursache eines Vestibularisausfalles ist nicht mit letzter Sicherheit geklärt. Wie die Endung *-itis* vermuten lässt, handelt es sich am ehesten um eine Entzündung, die wahrscheinlich viraler Genese ist. Die Erkrankung setzt meist aus vollem Wohlbefinden akut ein und führt zu einem einseitigen, mehr oder weniger kompletten Ausfall des Vestibularorgans. Da dann das andere Vestibularorgan in seiner Funktion überwiegt, resultiert ein horizontaler Spontannystagmus zum gesunden Ohr und eine Fallneigung zum erkrankten Ohr, da das Vestibularorgan auch den Haltetonus der betroffenen Muskulatur der jeweiligen Körperseite mit beeinflusst.

Symptomatik

Die Patienten klagen in aller Regel über einen heftigen Drehschwindel in Verbindung mit Übelkeit und Erbrechen. Diese Beschwerdesymptomatik kann so ausgeprägt sein, dass die Patienten sich nicht mehr aufrecht halten können und nur noch die liegende Position mit geschlossenen Augen ertragen, wodurch der Drehschwindel visuell nicht mehr wahrgenommen wird. Trotz einer für den Patienten und Untersucher dramatischen klinischen Symptomatik ist die Prognose gut und es kommt in aller Regel innerhalb weniger Tage zu einer deutlichen Beschwerdebesserung.

Therapie

Die Therapie ist symptomatisch (Applikation von Antivertiginosa, z. B. *Vomex*), eine Kausaltherapie existiert nicht. Zentrale Kompensationsmechanismen bewirken die oben beschriebene, relativ rasche Rückläufigkeit der Symptomatik. Ein intermittierend auftretender leichter Schwindel bzw. Drehschwindel kann jedoch noch für Monate persistieren.

❷ **Morbus Ménière**:

Ursache

Hierbei kommt es ebenfalls zu einer akut eintretenden Funktionsstörung eines Vestibularorganes. Im Gegensatz zum Vestibularisausfall handelt es sich jedoch um eine Erkrankung mit chronisch rezidivierendem Verlauf. Als Ursache nimmt man eine periodische Ruptur der Trennmembran zwischen Endo- und Perilymphraum im Vestibularorgan an. Hierdurch kommt es dann ebenfalls zu akutem Drehschwindel in Verbindung mit Übelkeit und Erbrechen. Die Funktionsstörung ist, im Gegensatz zum Vestibularisausfall, aber durch eine pathologische Überfunktion des betroffenen Vestibularorgans gekennzeichnet. Das heißt, durch diese Überfunktion resultiert nun ein Spontannystagmus zum erkrankten Ohr.

Symptomatik

Eine gerichtete Fallneigung findet sich nicht, jedoch sind die Patienten durch die akute Drehschwindelsymptomatik ebenfalls wenig in der Lage, selbstständig zu stehen oder zu gehen. Rein klinisch kann bei der ersten Manifestation ein Morbus Ménière nicht von einem Vestibularisausfall unterschieden werden! Dieses zeigt sich erst im weiteren Verlauf. Bei einem Morbus Ménière ist dieser, neben den rezidivierenden Drehschwindelattacken, gekennzeichnet durch eine zunehmende Innenohrschwerhörigkeit des betroffenen Ohres.

▸ **Häufiger geht aber diese Innenohrschwerhörigkeit der manifesten Erkrankung um Jahre voraus.**

Im weiteren Verlauf kann auch das andere Ohr betroffen sein.

Therapie

Die Therapie ist ebenfalls symptomatisch. Im Rahmen der Eigendynamik der Erkrankung kann es beim Morbus Ménière in 80 bis 90 % der Fälle innerhalb von 5 Jahren zu einem Sistieren der Drehschwindelattacken kommen.

IX. Nervus glossopharyngeus:

Der Nervus glossopharyngeus versorgt überwiegend sensibel die Rachenhinterwand und das hintere Drittel der Zunge.

Eine Schädigung des Nervus glossopharyngeus ist im klinischen Alltag eher selten. Wenn sie auftritt, ist die Ursache manchmal ein Infarkt im betreffenden Kerngebiet des Hirnstamms.

X. Nervus vagus:

Der Nervus vagus hat überwiegend parasympatische Funktionen, innerviert aber auch motorisch die Gaumensegel sowie die Stimmbänder. Auch hier ist ein Infarkt im betreffenden Kerngebiet des Hirnstammes als Schädigungsursache häufig.

XI. Nervus accessorius:
Der Nervus accessorius ist ein rein motorischer Nerv und versorgt den Muskulus sternocleidomastoideus und das obere Drittel des Musculus trapezius. Dementsprechend findet man bei einem Ausfall dieses Nerven eine fehlende Kopfwendung zur gesunden Seite sowie einen Schultertiefstand auf der betroffenen Seite.
Eine Accessoriuslähmung ist selten und tritt wenn, dann am ehesten nach einer Lymphknotenentfernung im Halsbereich auf.

XII. Nervus hypoglossus:
Dies ist ebenfalls ein rein motorischer Nerv, der die Zungenmuskulatur versorgt. Wenn durch eine Schädigung des Nervus hypoglossus die betreffende Zungenmuskulatur nicht mehr versorgt wird, resultiert dann ein Überwiegen der gesunden Muskulatur und die Zunge weicht zur gelähmten Seite ab. Wenn also der linke Nervus hypoglossus gelähmt ist, kommt es zu einem Abweichen zur selben Seite.
Auf Grund der topographischen Lagebeziehung kann eine Lähmung des Nervus hypoglossus im Rahmen einer Operation der Arteria carotis interna auftreten.

4.9 Polyneuropathien

Definition

Polyneuropathien sind Erkrankungen des peripheren Nervensystems, die gleichmäßig oder unterschiedlich motorische, sensible und vegetative Fasern betreffen und sich in dem Bereich zwischen Muskelfasern bzw. neuromuskulärer Endplatte einerseits und den Vorderhornzellen im Rückenmark andererseits abspielen.
Dabei führen verschiedene Ursachen zu reversiblen oder bleibenden Funktionsstörungen in unterschiedlicher Verteilung, die unter dem Begriff *Polyneuropathie* zusammengefasst werden. Lediglich bei entzündlichen Erkrankungen wird von *Polyneuritis* gesprochen.

Ursache

Diabetische (ca. 30 %) und entzündliche Polyneuropathien (ca. 20 %) sind die am häufigsten auftretenden Formen, gefolgt von den alkoholtoxischen Polyneuropathien (ca. 15 %). In bis zu 30 bis 40 % der Fälle bleibt die Ursache der Polyneuropathie trotz aufwendiger Diagnostik unklar.

Neben den obigen Ursachen für eine Polyneuropathie gibt es auch Polyneuropathien, welche vererbt werden, die sogenannten *hereditären Polyneuropathien*.

Klinik und Verlauf

Bezüglich der Symptomatik stehen sensible Missempfindungen – und auch Ausfallserscheinungen – im Vordergrund. Häufig wird über spontan auftretende Missempfindungen (Parästhesien) in den distalen Anteilen der Extremitäten berichtet. Zusätzlich klagen diese Patienten in den oben genannten Bereichen auch über Schmerzen.
Es findet sich im Untersuchungsbefund eine Verminderung der Oberflächensensibilität sowie des Vibrationsempfindens.

▶ **Die Sensibilitätsstörungen weisen häufig eine socken- oder handschuhförmige Verteilung auf. Im weiteren Verlauf des Erkrankungsprozesses werden auch die für die Motorik betreffenden Fasern betroffen, welche dann zu Muskelatrophien führen.**

In diesem Zusammenhang wichtig zu erwähnen ist, dass Polyneuropathien überwiegend die sensiblen Fasern schädigen. In seltenen Fällen gibt es jedoch auch Polyneuropathien, die nur die motorischen Fasern schädigen. Ein weiterer, klinisch wichtiger Untersuchungsbefund ist eine Reflexabschwächung bzw. -ausfall (Abb. 50).

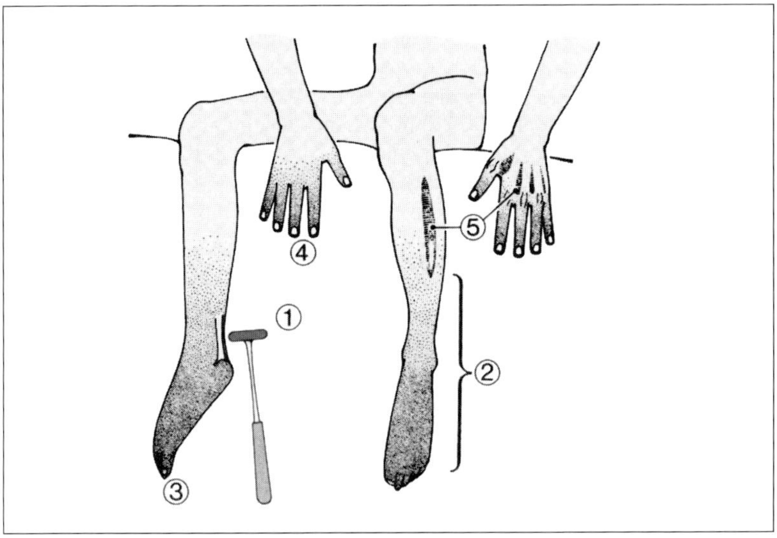

Abb. 50 Wichtigste Symptome bei einer Polyneuropathie. 1 Fehlender Triceps-surae-Reflex (Achillessehnenreflex); 2 Distale (sockenförmige) Sensibilitätsstörung; 3 Distale motorische Parese; 4 Distale (handschuhförmige) Sensibilitätsstörung an den Händen; 5 Muskelatrophie in der Tibialisloge und an den Interossei. (Aus: M. Mumenthaler: „Neurologische Differentialdiagnostik", 3. A., Thieme, Stuttgart 1988)

Differenzialdiagnose

Funikuläre Myelose, radikuläre Schädigungen.

Therapie

Die Therapie der Polyneuropathie ist häufig unbefriedigend. Bei den bekannten Ursachen (Diabetes, Alkohol) ist quasi nur eine Reduzierung des ursächlichen Faktors erfolgreich. Die ätiologisch ungeklärten Polyneuropathien oder hereditär bedingten Polyneuropathien sind einer Therapie überhaupt nicht zugänglich.

▶ Naturheilkundlich:
- Ausleitende Verfahren
- Eigenbluttherapie
- Elektroneuraltherapie
- Homöopathisch Aconitum D3, D4, D6, Agaricus muscarius D6, D12, Aranea diadema D4, D6, D12, Arsenicum album D6, D12, (D30), Magnesium phosphoricum D4, D6, D12, (D30), Mandragora eadice D12, (D30), Spigelia D6, D12, Tarantula D6, D12, (D30), Verbascum D1, D2, D3.

Prognose

Diese richtet sich immer nach dem jeweiligen Therapieerfolg.

4.10 Funikuläre Myelose

Definition

Die funikuläre Myelose ist definiert durch das gemeinsame Vorkommen von einer Hinterstrang- und Pyramidenbahnschädigung im Rückenmark.

Ursache

Ursache ist ein **Vitamin B 12-Mangel**, welcher am häufigsten durch einen fehlenden Intrinsic-Factor, beispielsweise durch Magenresektion, verursacht wird.

Klinik und Verlauf

Führende klinische Symptome sind eine spinale Ataxie, Störung des Vibrations- und Lageempfindens sowie zentralmotorische Störungen, aber auch psychische Veränderungen. Initial stehen nichtneurologische Symptome im Vordergrund. Häufig kann ein Zungenbrennen auftreten, wobei die Zunge dann bei der Inspektion glatt, atrophisch und gerötet ist (Hunter-Glossitis).

Neurologische Frühsymptome der funikulären Myelose sind Parästhesien an den Füßen und Unsicherheit beim Gehen, speziell wenn die optische Kontrolle (geschlossene Augen, Dunkelheit) eingeschränkt ist oder ungünstige Bedingungen (z. B. unebener Boden) vorliegen. Die Patienten beklagen häufig ein „Gehen wie auf Watte".

Aufgrund des Vitamin B 12-Mangels ist auch meistens eine **Polyneuropathie** mit der funikulären Myelose vergesellschaftet. Falls eine Polyneuropathie noch nicht vorhanden ist, sind die Muskeleigenreflexe durch Mitbeteiligung der pyramidalen Bahnen gesteigert und das Babinski-Zeichen kann positiv sein. Wenn eine Polyneuropathie jedoch zusätzlich vorhanden ist, so sind die Muskeleigenreflexe abgeschwächt bzw. ausgefallen. Dann kann der Babinski-Reflex trotzdem positiv sein! Im weiteren Verlauf kommt es dann auch zu atrophen Paresen der entsprechende Muskulatur. Zusätzlich kann es zu psychischen Veränderungen bis hin zur Entwicklung einer Psychose kommen.

Differenzialdiagnose

Tabes dorsalis, MS.

Therapie

Therapeutisch wirksam ist die Substitution (i. m.) von Vitamin B 12.

- Naturheilkundlich:
  Eine etablierte naturheilkundliche Therapie existiert gegenwärtig nicht.

Prognose

Durch die Therapie kann durchaus eine restitutio ad integrum auftreten.

4.11 Multiple Sklerose (Encephalomyelitis disseminata)

Definition

Die Multiple Sklerose ist eine entzündliche Erkrankung des ZNS, die an unterschiedlichen Orten der weißen Substanz im Gehirn und Rückenmark auftreten kann und dementsprechend eine Vielfalt an Symptomen potentiell verursacht.

Ursache

Trotz intensiver Forschung ist die genaue Ätiologie der MS weiterhin ungeklärt. Sicher ist jedoch, dass diese Erkrankung zu den sogenannten *Autoimmunerkrankungen* gehört. Nach derzeitigem Erkenntnisstand kommt es zu primär durch T-Lymphozyten eingeleiteten Entzündungsherden der weißen Substanz mit nachfolgender Entmarkung (Sklerosierung). Durch Autoantikörper werden die Myelinkomponenten des ZNS angegriffen. Eine Hypothese besagt, dass möglicherweise eine lang zurückliegende Virusinfektion diesen Autoimmunprozess induziert.
Angenommen wird, dass der MS ein multifaktorielles Geschehen zugrunde liegt. Erbliche und Umweltfaktoren sollen hierbei die hauptsächlichen Komponenten sein. Die Umweltkomponente wird durch epidemiologische Untersuchungen unterstützt, die gezeigt haben, dass die MS um so häufiger vorkommt, je weiter die betreffende Bevölkerung vom Äquator entfernt lebt. In den Äquatorregionen ist die MS praktisch unbekannt. Für den erblichen Faktor spricht die Tatsache, dass Verwandte ersten Grades das 5- bis 15-fache Erkrankungsrisiko haben. Frauen sind ca. 1,8 mal häufiger betroffen als Männer.

Klinik und Verlauf

Entsprechend der Lokalisation der Entzündungsherde entwickelt sich die klinische Symptomatik. Zu Beginn der Erkrankung ist häufig der Nervus opticus betroffen. Die Patienten berichten dann über ein „Sehen wie durch eine Milchglasscheibe“. Charakteristisch ist auch die **verminderte Wahrnehmung der Farbe Rot**.

▸ **Potentiell können sich die Entzündungsherde überall in der weißen Substanz des ZNS entwickeln.**

Klinisch häufig betroffen sind jedoch die Umgebung der Ventrikel, der Hirnstamm, das Kleinhirn, seltener isoliert das Rückenmark (Abb. 51a–c).

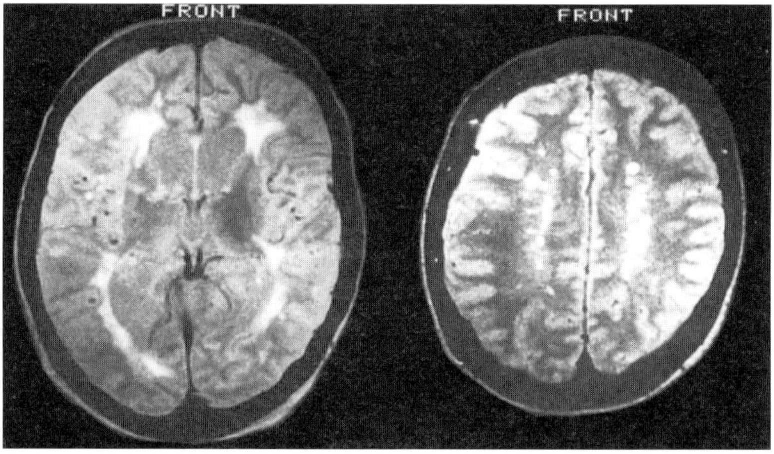

Abb. 51a Kernspintomographische Befunde bei MS. Perlschnurförmige Entzündungsareale über den Seitenventrikeln. (Aus: K. Kunze: „Praxis der Neurologie“, 2. A., Thieme, Stuttgart 1999)

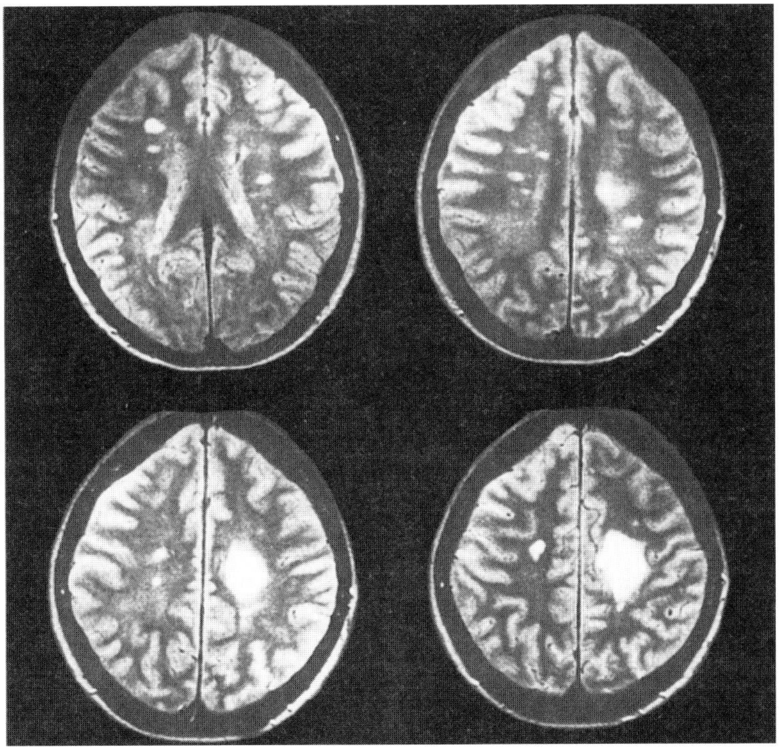

Abb. 51b Entzündungsherde im Marklagerbereich. (Aus: K. Kunze: „Praxis der Neurologie", 2. A., Thieme, Stuttgart 1999)

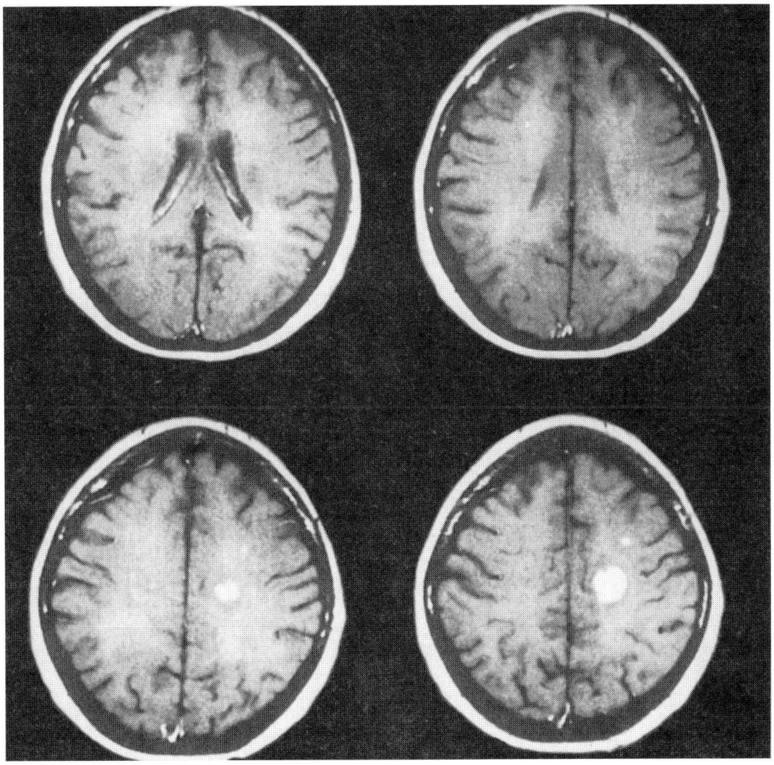

Abb. 51c Entzündungsherde im Marklagerbereich. (Aus: K. Kunze: „Praxis der Neurologie", 2. A., Thieme, Stuttgart 1999)

Dementsprechend kann es zu einer Hemiparese kommen, zu aphasischen Störungen (Umgebung der Ventrikel), zu Doppelbildern (Hirnstamm), zu cerebellären, ataktischen Störungen (Kleinhirn) sowie auch zu Querschnittsyndromen (Rückenmark). Weitere Symptome sind fehlende Bauchhautreflexe, Blasen-Mastdarm-Störungen, Sensibilitätsausfälle usw.. In psychischer Hinsicht ist eine inadäquate Heiterkeit ein häufig beschriebenes Phänomen. Aufgrund der Vielgestaltigkeit der Symptome wurde die Erkrankung früher auch als „Krankheit mit den tausend Gesichtern" bezeichnet.
Der Verlauf der Erkrankung wird durch die unten stehende Abbildung veranschaulicht (Abb. 52).

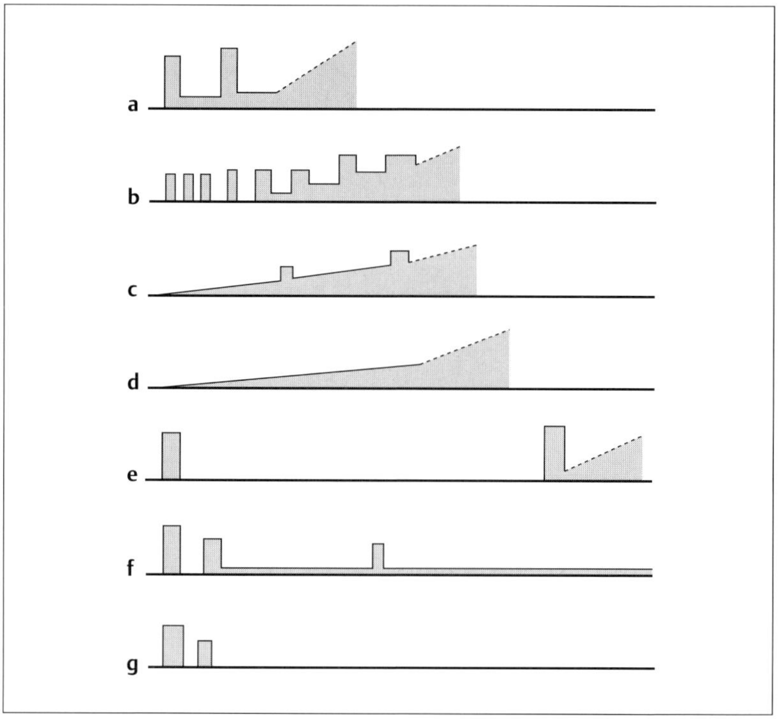

Abb. 52a-g Mögliche Verläufe der multiplen Sklerose. **a** Maligner Verlauf; **b** Schubförmiger Verlauf ohne Residuen, dann mit Residuen, dann sekundär (chronisch) progredient; **c** Schubförmig progredienter Verlauf; **d** Primär chronisch progredienter Verlauf; **e–g** Beispiele gutartiger Verläufe (nach McAlpine). (Aus: K. Kunze: „Praxis der Neurologie", 2. A., Thieme, Stuttgart 1999)

Differenzialdiagnose

Durch die vielgestaltige klinische Symptomatik kommen praktisch alle Erkrankungen des ZNS in Frage.

Therapie

Therapeutisch hat sich im akuten Schub die hochdosierte, intravenöse Gabe von Kortikoiden etabliert. In aller Regel wird hierunter eine deutliche bis vollständige Rückbildung der Symptomatik erreicht. Um die Wahrscheinlichkeit von erneut auftretenden Krankheitsschüben zu vermindern, werden in zunehmendem Maße sogenannte *immunmodulatorische Substanzen* verordnet. Ziel dabei ist es, den autoimmunologischen Prozess günstig zu beeinflussen.

▶ Naturheilkundlich:
- Vitamin B12
- Procain (Neuraltherapie)

- Homöopathisch: Agarius muscarius D12 bis D6 (Fliegenpilz), Conium D12 (Gefleckter Schierling), Formica rufa D12 bis D6 (Rote Waldameise), Lycopodium D12 bis D6 (Bärlapp), Secale cornutum D12 bis D6 (Mutterkorn), Veratrum album D12 bis D6 (Weiße Nießwurz).
- Die Diät nach Evers bevorzugt Rohkost, Gemüse (ebenfalls roh), Naturreis, Quark, Quarkspeisen und Milchprodukte anderer Art, Meerrettich, Salatplatte, Körnerernährung (Weizen, Roggen, Gerste), wenig Vollkorn- und Knäckebrot, reichlich frische Früchte. Zum Süßen statt Zucker Honig verwenden.

Prognose

Wie die oben genannte Abbildung veranschaulicht, ist die Prognose nach dem ersten Schub unklar.

4.12 Die Epilepsien

Definition

Nach ätiologischen Gesichtspunkten kann man, zugegebener Maßen etwas grob vereinfachend aber didaktisch besser zugänglich, die Epilepsien in folgende Gruppen einteilen:

- **Genuine Epilepsien**

Die genuinen Epilepsien oder auch krypto-genetischen Epilepsien sind „angeboren“ und es findet sich mit den derzeitigen diagnostischen Verfahren keine erkennbare Läsion im ZNS.

- **Symptomatische Epilepsien**

Bei den symptomatischen Epilepsien sind die epileptischen Anfälle Folge einer anderen Erkrankung oder Läsion des ZNS. Häufige Ursachen sind schwere Schädel-Hirn-Traumata, Hirntumoren, Entzündungen sowie chronischer Alkoholismus.

Ursache

► **Als pathophysiologischen Mechanismus für Epileptische Anfälle nimmt man eine abnorme Erregbarkeit und Synchronisation (gleichzeitige Erregung vieler Neuronenverbände) an.**

Klinik und Verlauf

Vom klinischen Bild unterteilt man Epilepsien in fokale (partielle) Anfälle sowie generalisierte Anfälle.
Die **fokalen Anfälle** unterscheidet man wiederum in **einfach-fokale Anfälle** (ohne Bewusstseinsstörung) sowie komplex-fokale Anfälle (mit Bewusstseinsstörung).
Bei den einfach fokalen Anfällen können sensible und/oder motorische Funktionsstörungen im Vordergrund stehen. Es kommt beispielsweise zu Parästhesien im Bereich einer Körperhälfte oder zu einem unwillkürlichen, progredienten Zucken, welches auch auf eine Körperhälfte begrenzt ist.
Der **klassisch komplex-fokale Anfall** ist der sogenannte *psychomotorische Anfall*. Die betroffene Gehirnregion ist der rechte oder linke Temporallappen.
Typischerweise lassen sich drei Stadien abgrenzen: Das erste Stadium ist die sogenannte *Aura* (Hauch), in der der Patient den Beginn eines Anfalls erkennt, wobei er die subjektiven Empfindungen nur schlecht verbalisieren kann. Häufig ist eine epigastrische Aura, wobei ein unbestimmtes, vom Bauchraum aufsteigendes Gefühl beschrieben wird.

Danach kommt es zum zweiten Stadium, dem eigentlichen Anfall, der durch eine deutliche Bewusstseinstrübung gekennzeichnet ist, in der häufig stereotype Bewegungen oder objektbezogene Handlungsabläufe auftreten. Häufig sind hierbei auch orale Automatismen in Form von Schmatzen, Lippenlecken und Schlucken. **Vegetative Begleitsymptome** sind Pupillenerweiterung, vermehrter Speichelfluss sowie Blässe oder Rötung des Gesichtes. Ein Hinstürzen tritt nicht auf, die Patienten bleiben während des Anfalls stehen oder können auch auf und ab gehen.

Das dritte Stadium ist gekennzeichnet durch eine Minuten anhaltende, allmähliche *Reorientierung* bis hin zum vollen Bewusstsein. Es besteht eine Amnesie für den gesamten Anfall.

Das klassische Beispiel eines generalisierten Anfalls ist der sogenannte *Grand mal*. Hierbei kann es auch initial zu einer Aura kommen, die aber keinesfalls auftreten muss. Charakteristisch sind die nach dem Initialschrei eintretenden tonischen Verkrampfungen am gesamten Körper mit nachfolgenden, unwillkürlichen Zuckungen der Muskulatur. Das Bewusstsein ist komplett erloschen, es kommt häufig zu einem lateralen Zungenbiss, lichtstarren, geweiteten Pupillen sowie zu einer Zyanose und eventuell Urin- oder Stuhlabgang. Der Anfall selbst dauert in der Regel wenige Minuten und es besteht eine komplette Amnesie für diesen Zeitraum (Abb. 53).

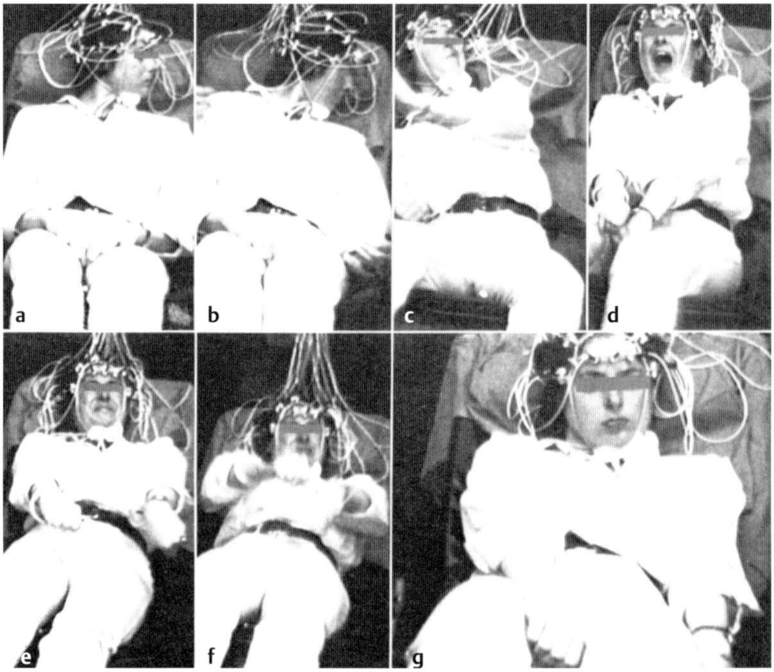

Abb. 53a–g Generalisierter tonisch-konischer Anfall. (Aus: K. Kunze: „Praxis der Neurologie“, 2. A., Thieme, Stuttgart 1999)

a Anfallsbeginn mit unbewusster Kopf- und Blickwendung nach links. **b** tonische Verkrampfung der linken Hand. **c** tonischer Krampf im linken Arm und in der linken Gesichtshälfte, beginnende Generalisierung mit beidseitiger Hüftbewegung und Verkrampfung der rechten Hand. **d** generalisierter tonischer Krampf in emprosthotoner Körperhaltung; langgezogener, gepresster Schrei. **e** anhaltender tonischer Krampf, überlagert von einem hochfrequenten Beben, langsame Streckung des Körpers. **f** rhythmische bilaterale Kloni der gesamten Skelettmuskulatur, Gesäß angehoben, reichlicher Speichelfluss. **g** Ende des Anfalls, nach vollständiger Muskelatonie erneute milde tonische Extension der Arme für einige Sekunden; Patientin ist noch bewusstlos.

Danach fallen die Patienten in einen tiefen Schlaf (Terminalschlaf) und durch die unphysiologisch ausgeprägte Kontraktion der Muskulatur ist im Labor ein CK-Anstieg nachzuweisen.
In seltenen Fällen kann es vorkommen, dass der Grand mal nicht innerhalb weniger Minuten spontan aufhört, sondern in einen sogenannten *Status epilepticus* übergeht.

▶ Der Status epilepticus ist die **vital bedrohlichste Komplikation eines Grand mal** und ist nur durch die intravenöse Gabe von Antiepileptika zu beenden.

Ein Grand mal ist manchmal schwierig von einem psychogenen Anfall differenzialdiagnostisch abzugrenzen. Beim psychogenen Anfall sind die Pupillenreaktionen erhalten (um eine Prüfung dieser zu verhindern, kneifen manche Patienten die Augen fest zu!) und es besteht kein Zungenbiss oder ein medialer Zungenbiss. Auch findet sich keine Erhöhung der CK.

▶ Zusatzdiagnostisch wichtig bei der Abklärung der Epilepsie ist das EEG.

Hierdurch lassen sich die abnormen und synchronen elektrischen Potentiale des Gehirns aufzeichnen. Es muss jedoch erwähnt werden, dass das Fehlen solcher Potentiale eine Epilepsie keinesfalls ausschließt, da nur etwa $^1/_3$ der Hirnrinde dem EEG zugänglich ist!

▶ **Anfallsfördernd wirken Faktoren wie Schlafentzug, Alkohol, Flackerlicht.**

Eine Spätkomplikation der Epilepsie (falls sie einen Verlauf hat, der durch schwere und häufige Anfälle charakterisiert ist) ist die sogenannte *epileptische Wesensveränderung*. Die Patienten sind dann gedanklich haftend, auffallend langsam und umständlich sowie im Verhalten häufig pedantisch und übergenau.

Differenzialdiagnose

Psychogener Anfall, Narkolepsie, Synkope.

Therapie

Therapeutisch werden Antiepileptika gegeben, wobei *Carbamazepin* und *Valproat* etablierte und langjährig bewährte Substanzen sind. Neue Dimensionen hat die Epilepsiechirurgie eröffnet, die jedoch auf Grund der operativen Risiken nur für Patienten in Frage kommt, die durch eine Gabe von Medikamenten alleine nicht befriedigend behandelt werden können. Prinzip ist hierbei, dass das epileptogene Hirnareal entfernt wird, wobei vorher sicher sein muss, dass dieses epileptogene Areal nicht zusätzlich wichtige neuropsychologische oder sonstige Funktionen hat, wodurch postoperativ ggf. Aphasien oder Paresen bzw. erhebliche Amnesien verursacht werden könnten.

▶ Naturheilkundlich:
Eine etablierte naturheilkundliche Therapie existiert gegenwärtig nicht.

4.13 Narkolepsie

Definition

Es handelt sich um ein Syndrom mit akut einsetzender Vigilanzminderung (Tagesmüdigkeit bis hin zum Einschlafen) in Verbindung mit weiteren Symptomen (s. u.).

Ursachen

Unbekannt, eine genetische Disposition ist jedoch sicherlich vorhanden. Anatomisch wird eine Dysfunktion von Strukturen im Hirnstamm angenommen, die für die Schlaf-Wach-Regulation verantwortlich sind.

Klinik und Verlauf

Das Vollbild ist gekennzeichnet von nicht zu unterdrückenden Schlafanfällen bis zu 15 Minuten Dauer, Kataplexie (Sekunden bis Minuten dauernder Verlust des Muskeltonus durch Gemütsbewegungen, z. B. Lachen), hypnagoge Halluzinationen (Auftreten von optischen Halluzinationen im Schlaf-Wach-Übergangsbereich) sowie Schlaflähmung (Bewegungsunfähigkeit in der Aufwachphase, die durch Ansprache bzw. Berührung unmittelbar unterbrochen werden kann).
Neben der klinischen Symptomatik wird die Diagnose durch elektrophysiologische Untersuchungen in einem Schlaflabor sowie dem laborchemischen Nachweis des Antigens HLA-DR 2 untermauert.

Differenzialdiagnose

Epilepsien.

Therapie

Neben einer regelmäßigen Lebensführung sowie Meidung von Schlafentzug und Alkohol kommen medikamentös der Einsatz von Medikamenten infrage, die das zentrale Nervensystem stimulieren, z. B. *Ephedrin* oder *Methylphenidat*.

- Naturheilkundlich:
  Eine etablierte naturheilkundliche Therapieform ist gegenwärtig nicht bekannt.

4.14 Kopf- und Gesichtsschmerzen

4.14.1 Migräne

Definition

Attackenartiger, meist halbseitig auftretender Kopfschmerz von stechendem, an- und abschwellendem Charakter in Verbindung mit Übelkeit und Erbrechen.

Ursache

Der wahrscheinlichste Pathomechanismus ist eine gestörte Gefäßweitenregulation, wobei die entsprechenden meningealen Gefäße anfangs zu eng, während der Schmerzphase dann zu weit gestellt sind.

Klinik und Verlauf

Migräne ist die häufigste Kopfschmerzform. Sie betrifft mehr Frauen als Männer und eine erbliche Komponente ist sicher. Häufig tritt sie schon in der Pubertät auf und wird in der zweiten Lebenshälfte an Auftreten und Intensität deutlich geringer. Bei Frauen kann die Migräne mit dem Klimakterium auch völlig verschwinden.
Die **Symptomatik** ist häufig ein intensiver, attackenartiger, pulsierender Kopfschmerz mit an- und abschwellendem Charakter, der nicht immer streng halbseitig auftritt. Sehr häufig treten zusätzlich Lichtscheu, Geräuschempfindlichkeit, Übelkeit und Erbrechen auf. Auch wird manchmal ein Flimmern vor den Augen angegeben. Wenn zerebrale Gefäße mitbetroffen sind, kann es während der Kopfschmerzattacken auch zu flüchtigen neurologischen Ausfallsymptomen wie Hemiparesen oder Hemianopsien kommen. Dies wird als *Migraine accompagneé* bezeichnet.

Differenzialdiagnose

Kopfschmerzen anderer Genese.

Therapie

Therapeutisches Mittel der ersten Wahl bei leichten Attacken sind *Acetylsalicylsäure* oder *Paracetamol*. Bei schweren Attacken haben sich die sogenannten *Triptane*, die die gestörte Gefäßweitenregulation wieder normalisieren können, bewährt. Die Gabe von Ergotaminpräparaten ist obsolet. In der Prophylaxe werden *Betablocker* eingesetzt.

▸ Naturheilkundlich
- Akupunktur
- Ausleitende Verfahren
- Autogenes Training
- Eigenbluttherapie
- Bach-Blütentherapie
- Homöopathie: Arsenicum album D12, (D30), Belladonna D3, D4, D6, Calcium carbonicum D4, D6, D12, (D30), Calcium phosphoricum D4, D6, D12, (D30), Cimicifuga D3, D4, D6, (D30).

Prognose

Ausgesprochen vielfältig! Die Bandbreite reicht von rascher Beschwerdefreiheit bis hin zu einem chronifizierendem Verlauf mit deutlicher Beeinträchtigung der Lebensqualität.

4.14.2 Spannungskopfschmerz

Definition

Dumpf drückender Kopfschmerz ohne Begleitsymptomatik und ohne neurologisches Defizit.

Ursache

Unbekannt.

Klinik und Verlauf

Der Spannungskopfschmerz ist die zweithäufigste Kopfschmerzform. Charakteristisch ist die dumpf-drückende Schmerzqualität und die Patienten geben des öfteren an, es sei wie ein Reifen, der sich immer fester um den Kopf schnüren würde.

Differenzialdiagnose

Kopfschmerzen anderer Genese.

Therapie

Bei leichten Formen der Schmerzintensität können physikalische Maßnahmen (z. B. Kopfkühlung) durchaus erfolgreich sein. Bei ausgeprägterer Schmerzintensität sind Analgetika wie *Acetylsalicylsäure* oder *Paracetamol* erfolgreicher. Als prophylaktische Maßnahme haben sich Antidepressiva bewährt.

▸ Naturheilkundlich:
Eine etablierte naturheilkundliche Therapie existiert gegenwärtig nicht.

Prognose

In der Regel günstiger als bei der Migräne.

4.14.3 Clusterkopfschmerz

Definition

Anfallsartiger, streng einseitig auftretender Kopfschmerz.

Ursache

Unbekannt. Ein aseptischer Entzündungsmechanismus sowie eine gestörte zerebrale Gefäßweitenregulation werden diskutiert.

Klinik und Verlauf

Der Clusterkopfschmerz ist eine Kopfschmerzform, die vorzugsweise bei Männern mit einem Alkoholabusus auftritt.

Die Symptomatik besteht in einem streng einseitigen, intensivsten Kopfschmerz, der häufig immer zur gleichen Uhrzeit in der zweiten Nachthälfte auftritt und charakteristischerweise von einer gleichseitigen Augenrötung bzw. einem gleichseitigen Nasenfluss begleitet ist.

Das Schmerzmaximum liegt meistens orbital bzw. retroorbital. Der Clusterkopfschmerz tritt periodenweise auf, das heißt die Patienten haben die Symptomatik über einige Tage bis Wochen und sind dann längere Zeit schmerzfrei bis zur erneuten Wiederkehr der Symptomatik.

Differenzialdiagnose

Kopfschmerzen anderer Genese. **Glaukom**!

Therapie

Im Anfall hat sich die Gabe von 8 bis 10 Liter *Sauerstoff* pro Min. bewährt. Als Prophylaktikum wird *Verapamil* eingesetzt.

- Naturheilkundlich:
  Eine etablierte naturheilkundliche Therapie existiert gegenwärtig nicht.

Prognose

Uneinheitlich.

4.14.4 Trigeminusneuralgie

Definition

Gesichtsschmerzform mit attackenartigen, elektrisierenden Schmerzen im Bereich eines Trigeminusastes.

Ursache

Ursächlich findet sich eine abnorme Gefäßschlinge der Arteria cerebelli superior, die den Austrittspunkt des Nervus trigeminus tangiert.

Klinik und Verlauf

Durch diese Irritation kommt es zu plötzlich auftretenden, heftig einschießenden, elektrisierenden Schmerzen, die meistens im dritten oder zweiten Trigeminusast lokalisiert sind und bevorzugt durch bestimmte Kaubewegungen oder Berührungen der Zähne mit der Zunge ausgelöst werden können. Häufig sind es ganz bestimmte Zonen im Ober- oder Unterkiefer, deren Berührung die Schmerzattacke auslöst (sogenannte *Triggerzonen*).

- **Die Attacken sind jeweils kurz (wenige Sekunden) und häufig, das heißt sie können bis zu 200-mal am Tag auftreten.**

Nach den Attacken kann es zu flüchtigen Taubheitsgefühlen in dem betreffenden Areal des Trigeminusastes kommen.

Noch heute kommt es in seltenen Fällen immer wieder vor, dass die Diagnose zu spät oder gar nicht gestellt wird, so dass den Patienten ungerechtfertigterweise zahlreiche Zähne gezogen werden!
Die Trigeminusneuralgie ist eine Erkrankung der zweiten Lebenshälfte, wobei mehr Frauen als Männer betroffen sind.

Differenzialdiagnose Posttherapeutische Neuralgie, atypischer Gesichtsschmerz, Clusterkopfschmerz.

Therapie Therapeutisch empfiehlt sich zuerst der Versuch mit dem Antiepileptikum *Carbamazepin*. Bei Erfolglosigkeit können operative Interventionen durchgeführt werden mit dem Ziel, die pathologische Gefäßschlinge vom Austrittspunkt des Nervus trigeminus zu entfernen.

▶ Naturheilkundlich:
- Vitamin B12
- Injektionen von Procain im Bereich der Triggerzone oder am Austrittspunkt des betroffenen Nervenastes bringen meist eine (vorübergehende) Erleichterung.
- Homöopathisch: Acidum salicylicum D3, Aconitum D4 bis D6, Belladonna D6, Cedron D4 bis D6, China D3 bis D6, Chininum sulfuricum D4 bis D6, Gelsemium D4 bis D10, Magnesium carbonicum D3 bis D12, Mezereum D4, Rhus toxicodendron D4 bis D10, Spigelia D3 bis D8, Verbascum D1 bis D3.

Prognose Langfristig besteht meist ein wellenförmiger Verlauf mit schmerzfreien Perioden von Wochen und Monaten. Andererseits kann es aber auch zu deutlich chronifizierenden Verläufen mit erheblicher Beeinträchtigung der Lebensqualität kommen.

4.14.5 Arteriitis temporalis

Definition Es handelt sich um eine entzündliche, wahrscheinlich autoimmunologisch vermittelte Erkrankung der Temporalarterie (Arteria temporalis). Histologisch zeigt sich eine granulomatöse Entzündung mit Nachweis von sogenannten „Riesenzellen“.

Ursache Wahrscheinlich autoimmonologisch bedingt.

Klinik und Verlauf Innerhalb weniger Tage treten bei den meist über 60-jährigen Patienten Kopfschmerzen mit Bevorzugung von Stirn und Schläfe auf. Oft kommt es beim Sprechen zu einer schmerzhaften Ermüdung der Kau- und Zungenmuskulatur. Die Temporalarterien sind schmerzhaft geschwollen und durch eine Biopsie kann die Diagnose histologisch gesichert werden.

Die schwerwiegendste Komplikation ist eine Fortleitung des entzündlichen Prozesses über die Arteria carotis interna in die Arteria centralis retinae mit nachfolgender Erblindung!

Laborchemisch liegt recht häufig eine stark beschleunigte BSG vor (meist über 60 mm nach Westergreen in der ersten Stunde).

Differenzialdiagnose

Kopfschmerzen anderer Genese, z. B. Trigeminusneuralgie.

Therapie

Eine **Steroidbehandlung** ist aufgrund der schwerwiegenden Komplikation (Erblindung) **unbedingt indiziert** und in der Regel werden 20 bis 40 mg *Prednisolon* pro Tag gegeben. Das prompte Ansprechen bei dieser Therapieform kann auch als diagnostisches Kriterium verwendet werden, insbesondere wenn eine Biopsie nicht vorliegt.
Die Weiterbehandlung mit einer reduzierten Erhaltungsdosis (in derRegel 5 bis 10 mg Prednisolon pro Tag) ist über mindestens 18 bis 24 Monate erforderlich.

- Naturheilkundlich:
  Eine etablierte naturheilkundliche Therapie steht gegenwärtig nicht zur Verfügung.

Mit dem Krankheitsbild der Arteriitis temporalis ist häufig auch die **Polymyalgia rheumatica** assoziiert. Hierbei stehen ausgeprägte Muskelschmerzen im Vordergrund, wobei sich laborchemisch keine erhöhten Muskelenzyme nachweisen lassen. Auch die elektromyographische Untersuchung ist unauffällig und entzündliche Veränderungen lassen sich in einer Muskelbiopsie nicht feststellen. Dem entsprechend ist die Polymyalgia rheumatica eine Ausschlussdiagnose. Da 50 % der Patienten mit einer Arteriitis temporalis früher oder später an einer Polymyalgia rheumatica erkranken, wird sie in diesem Zusammenhang erwähnt. Therapeutisch werden ebenfalls Kortikosteoride gegeben.

4.15 Wernicke-Korsakow-Syndrom

Definition

Das Wernicke-Korsakow-Syndrom wird unterteilt in die *akute Wernicke-Enzephalopathie* und in das *chronische Korsakow-Syndrom* (siehe unten).

Ursache

Ursächlich ist ein Mangel an Vitamin B1, der in unseren Regionen häufig durch eine Mangelernährung bei chronischem Alkoholismus ausgelöst wird. Alkohol alleine ist nicht die Ursache. Betroffen sind Thalamus, Hypothalamus und Pons.

Klinik und Verlauf

Die Symptomatik der Wernicke-Enzephalopathie besteht häufig in akut einsetzenden Doppelbildern in Verbindung mit Pupillenstörungen, Bewusstseinsminderung sowie Desorientierung und cerebellarer Ataxie. Die parenterale Gabe von Vitamin B 1 ist dann unbedingt erforderlich!

Falls die Wernicke-Enzephalopathie nicht erkannt wird und keine entsprechende Therapie erfolgt, mündet sie unweigerlich in das Korsakow-Syndrom ein. Hierbei kommt es dann zur Verkalkung der Corpora mammilaria, so dass die Überführung neuer Gedächtnisinhalte in das Langzeitgedächtnis unmöglich wird (siehe 2.7 „Das Limbische System"). Zusätzlich leiden die Patienten unter einer zeitlichen und örtlichen Desorientiertheit und sind nicht in der Lage, einem längeren Gedankengang zu folgen bzw. einen solchen wiederzugeben. Es zeigen sich erhebliche Gedächtnislücken, die durch inadäquate Äußerungen ausgefüllt werden, die man als „Konfabulationen“ bezeichnet. Ein einmal eingetretenes Korsakow-Syndrom ist einer Therapie nicht mehr zugänglich.

Differenzialdiagnose

Multiple Sklerose, Kleinhirnerkrankungen, Intoxikationen.

Therapie

Parenterale Gabe von Vitamin B1.

- Naturheilkundlich: Eine etablierte naturheilkundliche Therapie existiert gegenwärtig nicht.

Prognose

Bei rascher Vitamin-B1-Substitution kann eine Restitutio ad integrum erreicht werden. Das einmal eingetretene Korsakow-Syndrom ist nicht mehr heilbar.

5. Nervenwurzeln und Nervenwurzelläsionen

Es folgt nun eine Übersicht über die wichtigsten Funktionen der zervikalen und lumbalen Nervenwurzeln, wobei hier die klinisch am häufigsten betroffenen Nervenwurzeln dargestellt sind.
Aufgrund der geringen klinischen Relevanz entfällt die Darstellung der thorakalen und sakralen Nervenwurzeln mit Ausnahme der ersten Sakralwurzel.
Die jeweiligen Läsionen ergeben sich durch die fehlenden Funktionen.

5.1 Die zervikalen Nervenwurzeln

C3 — C4 — C5

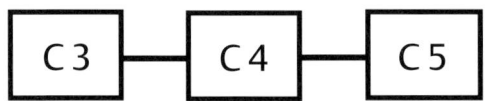

Diesen drei Nervenwurzeln gemeinsam ist, dass die von ihnen abgehenden Fasern das Zwerchfell innervieren. Merken kann man sich dieses durch den Satz:

► **„Three, four, five, keeps the diaphragma alife."**

C5/C6: Armbeugung, wobei C 6 zusätzlich für die Handmuskulatur zuständig ist.
C7: Armstreckung, Handmuskulatur.
C8: Handmuskulatur.

5.2 Die lumbalen Nervenwurzeln und die erste Sakralwurzel

L3: Beinadduktion
L4: Kniestreckung
L5: Fuß- und Großzehenhebung
S1: Fußsenkung
Die sensible Innervation ergibt sich aus der Abb. 54:

Ursache

Die häufigsten Ursachen für die angeführten Nervenwurzelläsionen sind Bandscheibenvorfälle. Diese werden oft durch schweres Heben ausgelöst, treten dabei plötzlich auf und führen zu von der HWS bzw. LWS in den Arm bzw. in das Bein ausstrahlende Schmerzen, die nicht immer genau einem entsprechenden Dermatom zugeordnet werden können. Im lumbalen Bereich betreffen über 80% der Bandscheibenvorfälle die Nervenwurzeln L5 bzw. S1.

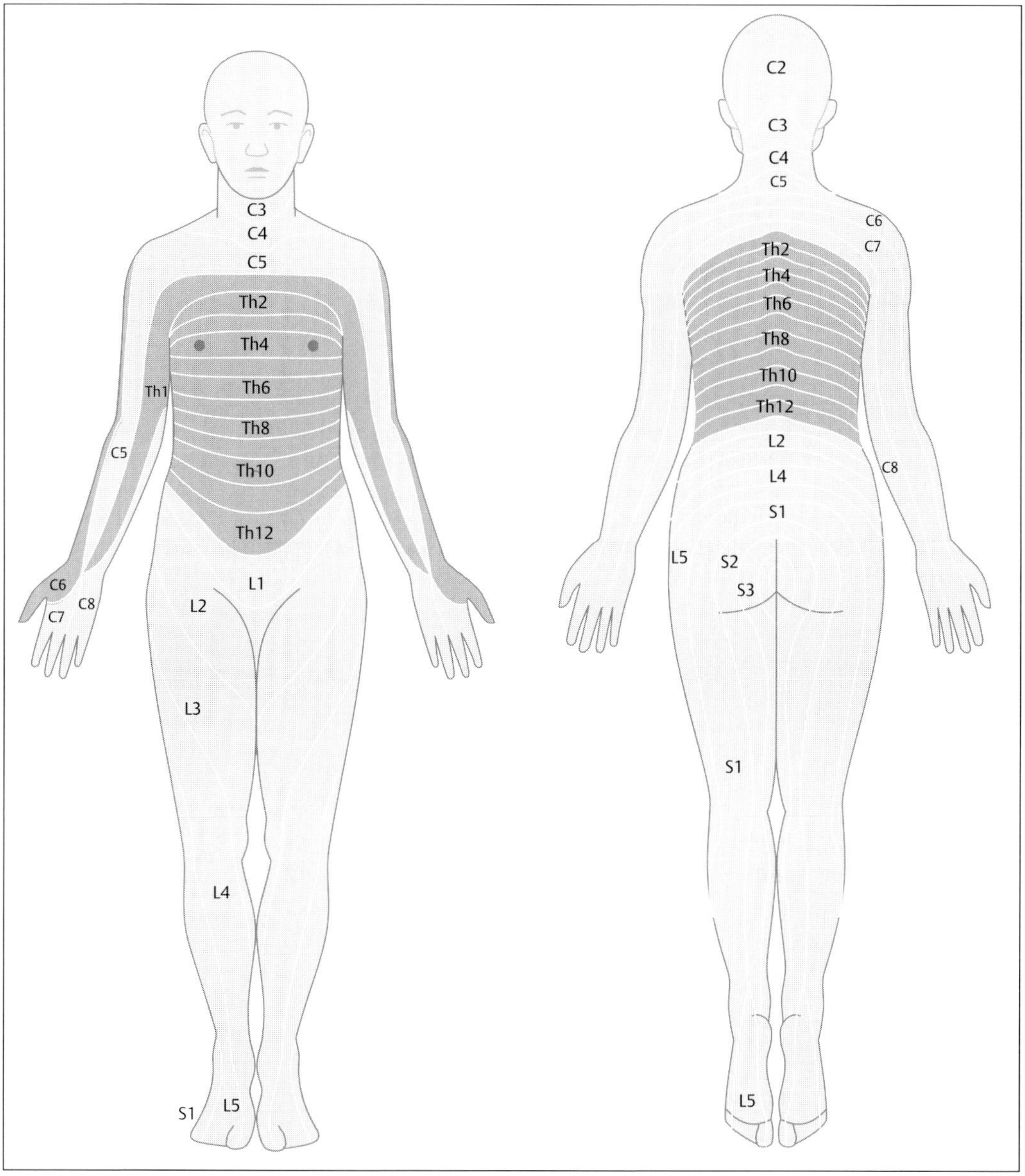

Abb. 54 Lage der wichtigsten Hautsegmente: ventral und dorsal

Therapie

Die Therapie ist konservativ.
Bei einer ausgeprägten und langandauernden Schmerzsymptomatik oder deutlichen Lähmungserscheinungen ist eine operative Therapie jedoch unumgänglich.

Differenzialdiagnose

Wichtige Ursachen für Nervenwurzelläsionen sind auch entzündliche Erkrankungen, z. B. Herpes zoster oder Borreliose. Insbesondere bei älteren Menschen mit einer allmählich progredienten Nervenwurzelläsion muss auch immer an ein tumoröses Wachstum, z. B. durch Wirbelkörpermetastasen, gedacht werden.

5.3 Conus-Cauda-Syndrom

Definition

Hierbei handelt es sich um eine Läsion der Endsegmente des Rückenmarks in Verbindung mit einer Schädigung von Teilen der Cauda Equina (Abb. 55). Klinisch liegt eine Blasen-Mastdarm-Lähmung in Verbindung mit einer Reithosenanästhesie sowie ausgefallenen Achillessehnenreflexen vor. Häufigste Ursache eines Conus-Cauda-Syndroms ist ein lumbaler Bandscheibenmassenvorfall. In seltenen Fällen kann aber auch ein entsprechend lokalisierter Tumor die Ursache sein.

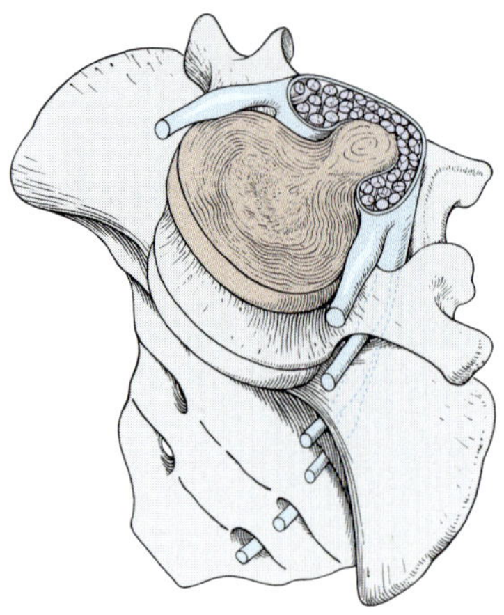

Abb. 55 Medialer Bandscheibenvorfall im Bereich der Bandscheibe zwischen 4. und 5. Lendenwirbel mit Druck auf die Cauda equina. (Aus: P. Duus: „Neurologisch-topische Diagnostik", 4. A., Thieme, Stuttgart 1987)

▸ **Ein komplettes Conus-Cauda-Syndrom ist ein neurochirurgischer Notfall und muss sofort operiert werden.**

5.4 Wichtige periphere Nerven der oberen Extremität

5.4.1 Nervus radialis

Definition

Der Nervus radialis bewirkt motorisch eine Streckung des Unterarms im Ellenbogengelenk, eine Streckung des Handgelenks, eine Streckung der Grundfigurgelenke II bis V sowie eine Supination des Unterarmes.

▸ **Bei Schädigung des Nervus radialis resultiert eine sogenannte Fallhand.**

Die sensiblen und motorischen Ausfälle veranschaulicht die Abb. 56.

Ursache

Häufigste Schädigungsursache ist eine Kompression des Nerven im Bereich der Außenseite des Humerus im Schlaf, der durch psychotrope Substanzen unphysiologisch tief und fest ist, z. B. im Alkoholrausch (sogenannte „Parkbanklähmung").
Ein weiterer Ort der Kompression kann die Achselhöhle sein, z. B. durch Krücken oder durch Herabhängen des Armes im Schlaf über eine Stuhllehne, ebenfalls begünstigt durch psychotrope Substanzen.

5.4.2 Nervus medianus

Funktion

Die wesentlichen motorischen Funktionen des Nervus medianus sind die Pronation des Unterarmes und der Hand, die Beugung der Finger sowie die Abduktion des Daumens.

Ursache

Häufigste Ursache einer Medianuslähmung ist das sogenannte „Karpaltunnelsyndrom". Hierbei kommt es zu einer ätiologisch nicht genau geklärten Verengung im Karpaltunnel mit nachfolgender Kompression des Nervus medianus. Typisch sind nächtlich auftretende Schmerzen im gesamten Arm, was dadurch erklärt wird, dass der Nervus medianus reich an vegetativen Fasern ist.

Therapie

Durch Schütteln des Handgelenkes wird eine Symptomverbesserung erreicht.

▸ **Bei einer kompletten Medianuslähmung kommt es zur sogenannten „Schwurhand".**

Die sensiblen und motorischen Ausfälle veranschaulicht die Abb. 57.

Symptomatik

Ursache ist, dass nur die vom Nervus ulnaris motorisch innervierten Finger IV und V gebeugt werden können.

5.4.3 Nervus ulnaris

Funktionen

Die wichtigsten motorischen Funktionen des Nervus ulnaris sind Beugung der Grundfingergelenke, Streckung der übrigen Fingergelenke, Adduktion des Daumens und Beugung der Endfingergelenke IV und V. Die sensible Innervation ergibt sich aus der unten stehenden Abbildung.

Symptomatik

▸ **Durch den Ausfall der entsprechenden Muskeln und Funktionen ergibt sich bei der vollständigen Ulnarislähmung eine sogenannten „Krallhand".**
Die sensiblen und motorischen Ausfälle veranschaulicht die Abb. 58.

Ursachen

Ursache hierfür ist häufig eine Kompression im Bereich des Sulkus ulnaris des Ellenbogengelenkes.

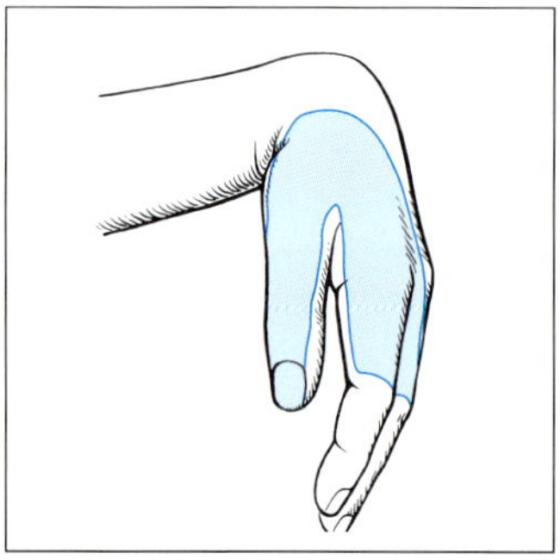

Abb. 56 Syndrom der schlaffen Lähmung – Fallhand. (Aus: P. Duus: „Neurologisch-topische Diagnostik“, 4. A., Thieme, Stuttgart

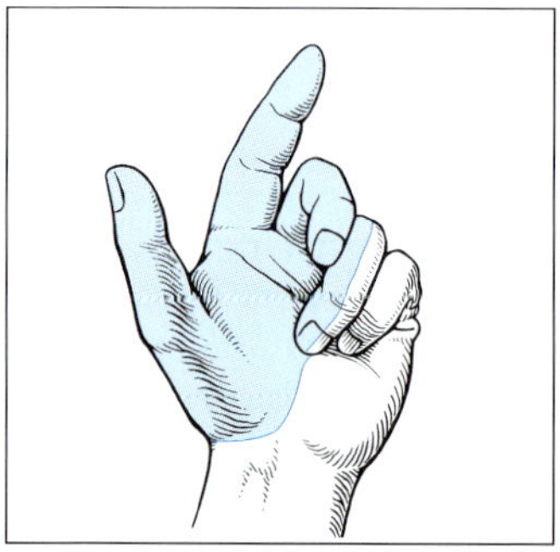

Abb. 57 Syndrom der schlaffen Lähmung – Schwurhand. (Aus: P. Duus: „Neurologisch-topische Diagnostik“, 4. A., Thieme, Stuttgart 1987)

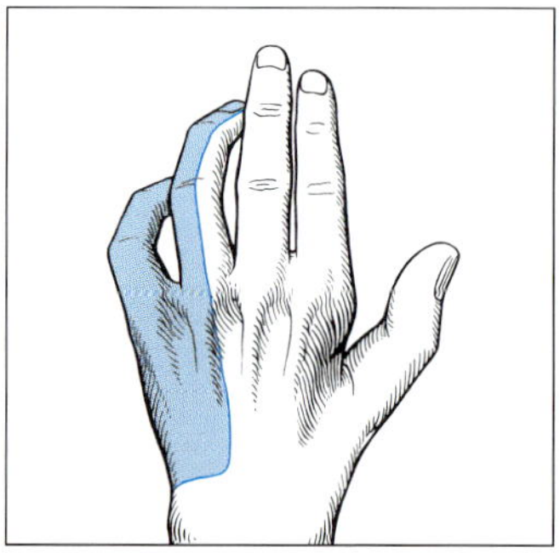

Abb. 58 Syndrom der schlaffen Lähmung – Krallenhand. (Aus: P. Duus: „Neurologisch-topische Diagnostik“, 4. A., Thieme, Stuttgart 1987)

5.5 Wichtige periphere Nerven der unteren Extremität

5.5.1 Nervus femoralis

Funktionen

► **Die wichtigste motorische Funktion des Nervus femoralis ist die Kniestreckung durch Innervation des Musculus quadrizeps femoris.**

Insofern ist dies die gleiche Funktion wie bei der Wurzel L4, von der der Nervus femoralis die meisten Anteile hat.

Differenzialdiagnose

Eine Wurzelschädigung von L4 kann aber klinisch von einer Femoralis-Läsion differenziert werden, da die Nervenwurzelschädigung im lumbalen Bereich nahezu immer mit Rückenschmerzen einhergeht und die Adduktoren des Oberschenkels zusätzlich mit betroffen sind.
Die sensible Versorgung ist Abb. 59 zu entnehmen. Der rein sensible Nervus saphenus innerviert den medialen Unterschenkel.

Ursache

Mögliche Ursachen für eine Lähmung des Nervus femoralis sind beispielsweise fehlerhaft durchgeführte Punktionen der Vena oder Arteria femoralis, die in unmittelbarer topographischer Beziehung zum Nervus femoralis liegen. Auch kann ein Diabetes mellitus zu einer isolierten Läsion des Nervus femoralis führen oder ein Tumor im Bereich des Beckens. Ebenso sind Femoralisläsionen nach Hüft-TEP beschrieben.

5.5.2 Nervus peronäus

Funktionen

► **Die wichtigste motorische Funktion des Nervus peronäus ist die Fuß- und Großzehenhebung.**

Differenzialdiagnose

Die Differenzierung von einer Wurzelläsion L5, die ebenfalls für die Fuß- und Großzehenhebung zuständig ist, erfolgt durch die Überprüfung des Trendelenburg-Zeichens. Hierbei bittet man den Patienten gerade zu stehen und ein Bein anzuheben. Hebt der Patient das Bein auf der Seite an, wo sich die L5-

Wurzelschädigung befindet, so sinkt das Becken zur kontralateralen Seite ab, da der Muskulus glutaeus medius von der Wurzel L5 mit versorgt wird. Die sensible Innervation des Nervus peronäus ist der Abb. 60 zu entnehmen.

Ursache

▶ **Häufigste Schädigungsursache des Nervus peronäus ist eine Kompression im Bereich des Fibulaköpfchens, wo der Nervus peronaeus unmittelbar entlang läuft.**

Dies kann beispielsweise durch langes Arbeiten in der Hocke begünstigt werden.

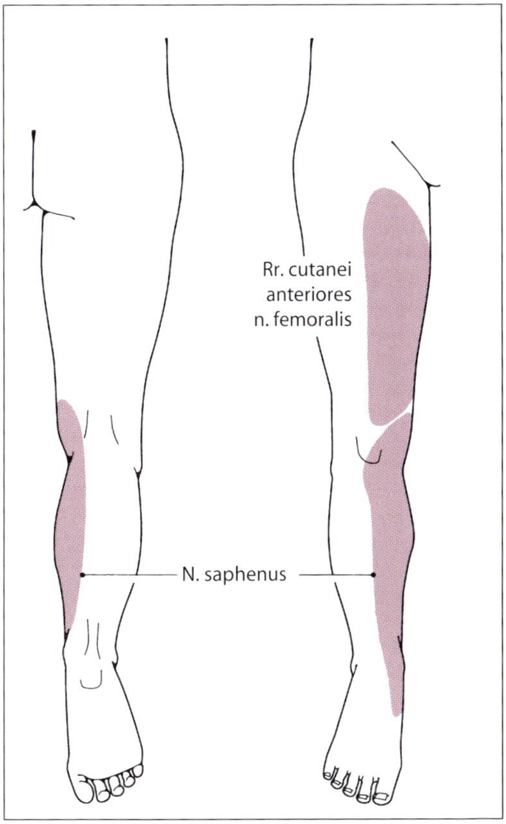

Abb. 59 Anatomie des N. femoralis.
(Aus: M. Mumenthaler, H. Schliack, M. Stöhr [Hrsg.]: „Läsionen peripherer Nerven und radikuläre Syndrome", 7. A., Thieme, Stuttgart 1998)

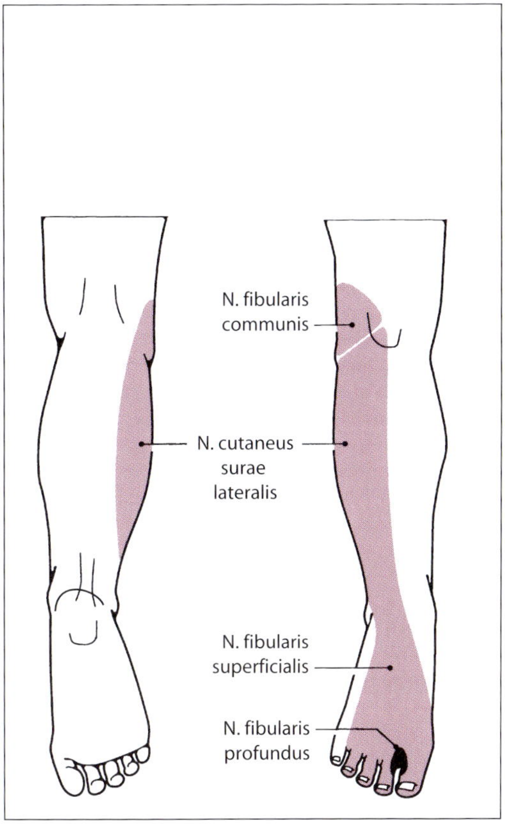

Abb. 60 Anatomie des N. fibularis.
(Aus: M. Mumenthaler, H. Schliack, M. Stöhr [Hrsg.]: „Läsionen peripherer Nerven und radikuläre Syndrome", 7. A., Thieme, Stuttgart 1998)

6. Fragenkatalog

1. Für das Sprachzentrum gilt folgende Aussage nicht:
a) befindet sich im Bereich der linken Hemisphäre
b) unterteilt sich in ein sensorisches und ein motorisches Zentrum
c) enthält Anteile des Frontallappens
d) enthält Anteile des Temporallappens
e) befindet sich bei Linkshändern im Bereich der rechten Hemisphäre

2. Welche Aussage trifft zu?
Die Substanzia nigra ist
a) ein Kernkomplex der Basalganglien
b) zuständig für die Produktion von Dopamin
c) spielt eine wesentliche Rolle beim Morbus Parkinson
d) produziert Acetylcholin
e) befindet sich in der Medulla oblongata

3. Die Hirnnerven
a) befinden sich alle in der Medulla oblongata
b) sind paarig angeordnet
c) sind u. a. zuständig für die Oculomotorik
d) sind rein motorische Nerven
e) sind rein sensible Nerven

4. Die Wurzel S1 ist überwiegend zuständig für
a) Beinadduktion
b) Kniestreckung
c) Fuß- und Großzehenhebung
d) Fußsenkung

5. Eine zentrale Lähmung kann folgende Symptome aufweisen
a) schlaffer Muskeltonus
b) erhöhter Muskeltonus
c) abgeschwächte bis erloschene Reflexe
d) gesteigerte Reflexe
e) positives Babinski-Zeichen

6. Ursache einer zentralen Lähmung ist immer
a) eine Schädigung im Bereich des ersten motorischen Neurons
b) eine Schädigung im Bereich des zweiten motorischen Neurons
c) im Bereich des Gyrus präcentralis
d) im Bereich des Gyrus postcentralis
e) in keiner dieser Strukturen

7. Folgende Symptome gehören zum Hirndruck
a) Übelkeit
b) Erbrechen
c) Kopfschmerzen
d) Stauungspapille
e) psychomotorische Verlangsamung

8. Ein unilateraler Ruhetremor bei einem ca. 60-jährigen Patienten ist verdächtig auf
a) Kleinhirnschädigung
b) zentrale Lähmung
c) schlaffe Lähmung
d) Parkinson-Syndrom
e) Morbus Parkinson

9. Ein ischämischer Infarkt ist
a) in den meisten Fällen eine Erkrankung der zweiten Lebenshälfte
b) klinisch eindeutig von einer zerebralen Blutung abzugrenzen
c) immer durch Arteriosklerose bedingt
d) eine unverzügliche Indikation zur Klinikeinweisung
e) durch einen langjährigen Diabetes Mellitus begünstigt

10. Leitsymptom einer SAB ist
a) ein Grand mal
b) eine plötzliche Bewusstlosigkeit
c) ein plötzlicher, noch nie erlebter Kopfschmerz
d) Herzrhythmusstörungen
e) ein Initialschrei

11. Folgende Aussagen treffen für die SAB zu:
a) Eine Nachblutung ist am häufigsten innerhalb der ersten 14 Tage.
b) kann mit Hilfe der Computertomographie ausgeschlossen werden
c) ein zerebraler Vasospasmus ist eine wichtige Komplikation
d) die SAB tritt nur nach körperlicher Anstrengung auf
e) Therapie der Wahl ist die OP des Aneurysmas

12. Leitsymptom der Commotio ist
a) anterograde Amnesie
b) retrograde Amnesie
c) Bewusstseinstrübung
d) intensiver Kopfschmerz
e) eine Bewusstlosigkeit von über 30 Minuten Dauer

13. Folgende Aussagen treffen für die bakterielle Meningitis zu
a) Sie ist ein neurologischer Notfall
b) Der Liquor ist reich an Leukozyten
c) Der Liquor ist reich an Glukose
d) Der Liquor ist reich an Laktat
e) Es kann zum Auftreten von epileptischen Anfällen kommen

14. Die Multiple Sklerose ist
a) eine Autoimmunkrankheit
b) ausschließlich durch Umwelteinflüsse bedingt
c) ausschließlich durch genetische Einflüsse bedingt
d) eine Erkrankung, die überwiegend Männer betrifft
e) eine Erkrankung, die hauptsächlich das Rückenmark betrifft

15. Für einen Grand mal und gegen einen psychogenen Anfall spricht/sprechen

a) ausfahrende und heftige Bewegungen der Extremitäten
b) fest zugekniffene Augen
c) deutliche Erhöhung der CK im Serum
d) ein medialer Zungenbiss
e) ein lateraler Zungenbiss

Lösungen

1. e
2. a, b, c
3. b, c
4. d
5. alle
6. a
7. alle
8. e
9. a, d, e
10. c
11. a, c, e
12. c
13. a, b, d, e
14. a
15. c, e

7. Fallbeispiele

7.1 Migräne oder Subarachnoidalblutung?

Eine 24-jährige Patientin klagt über erstmals im Leben plötzlich aufgetretene, heftigste, einseitige Kopfschmerzen von pulsierendem Charakter in Verbindung mit Übelkeit und Erbrechen. Die weitere Anamnese ergibt, dass die Mutter der Patientin an einer Migräne leidet. Der klinisch-neurologische Befund ist unauffällig.
Aufgrund der positiven Familienanamnese, des Schmerzcharakters und des unauffälligen neurologischen Befundes wird es sich am ehesten um eine Migräne handeln. Eine Subarachnoidalblutung muss aber differenzialdiagnostisch unbedingt berücksichtigt werden, insbesondere da die Patientin erstmals in ihrem Leben an plötzlichen, heftigsten Kopfschmerzen leidet. Das Übersehen einer Subarachnoidalblutung kann vital bedrohliche Konsequenzen haben. Deswegen ist in diesem Fall eine **sofortige Klinikeinweisung** notwendig. Dort würde man eine Computertomographie des Schädels durchführen. Bei unauffälligem Befund wäre eine Subarachnoidalblutung jedoch keinesfalls ausgeschlossen, da geringe Blutmengen im Liquor bzw. im Gehirn in der Computertomographie nicht sichtbar sein könnten. Zur weiteren Abklärung wäre dann eine Lumbalpunktion indiziert, durch die Blut im Liquorraum nahezu einwandfrei festgestellt bzw. ausgeschlossen werden kann. Bei Sicherung der Diagnose einer Subarachnoidalblutung würden die nächsten Schritte eine zerebrale Angiographie zur Lokalisation des Aneurysmas sein und daran anschließend ein möglichst rascher operativer Verschluss des aneurysmatischen Gefäßes.

► Nach Ausschluss einer Subarachnoidalblutung sollte die dann sehr wahrscheinliche Migräne mit Azetylsalizylsäure, *Paracetamol* oder bei schwereren Attacken den sogenannten *Triptanen* behandelt werden.

7.2 Fazialisparese

Ein 36-jähriger Patient klagt über ein leicht taubes Gefühl im Bereich der rechten Wange sowie einem Fremdkörpergefühl im Bereich des rechten Auges. Die weitere Anamnese ergibt, dass der Patient eine vermehrte Geräuschempfindlichkeit bei hohen Lautstärken auf dem rechten Ohr festgestellt hat. Klinisch-neurologisch findet sich ein herabhängender rechter Mundwinkel in Verbindung mit einer Unfähigkeit, das rechte Auge komplett zu schließen. Zusätzlich kann die rechte Augenbraue nicht hochgezogen werden und die darüber liegende Stirnhälfte ist ebenfalls bewegungsunfähig. Somit handelt es sich um eine periphere Fazialisparese rechts. Bei der peripheren Fazialisparese unterscheidet man eine ideopathische (sogenannte „Bell'sche Lähmung") von einer symptomatischen Fazialisparese, die meistens durch eine Borreliose oder durch einen Zoster oticus ausgelöst wird. Zumindest diese beiden Erkrankungen müssen also ausgeschlossen werden. Da bei dem betreffenden Patienten der HNO-Befund des Ohres unauffällig ist und der Liquor ebenfalls, handelt es sich um eine **ideopathische periphere Fazialisparese**.

▶ Hierbei ist besonders wichtig, dass das betroffene Auge dreimal täglich mit einer Augensalbe (z. B. *Bepanthen*) behandelt wird, da es sonst zu gefährlichen Hornhautulzerationen kommen kann. Die Prognose der Erkrankung ist günstig.

7.3 Depression oder Demenz?

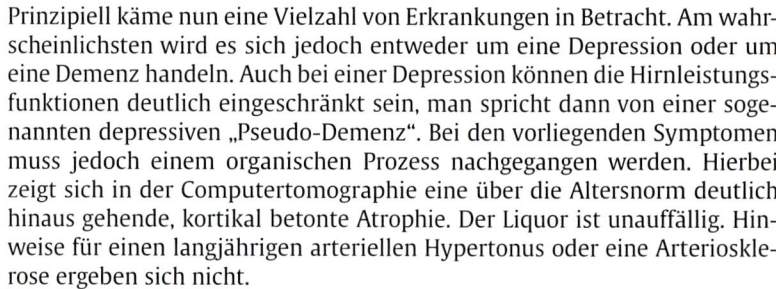

Ein 55-jähriger Geschäftsmann kommt in Begleitung seiner Ehefrau zur Behandlung, da er seit mehreren Monaten zunehmend depressiv geworden ist. Auch treffe er in letzter Zeit Entscheidungen in seinem Beruf, die völlig unsinnig seien. Dies sei früher nie vorgekommen und von der Ehefrau wird fremdanamnestisch eine zunehmende Vergesslichkeit angegeben.
Um sich einen zwar recht undifferenzierten, aber schnellen Eindruck über die höheren Hirnleistungsfunktionen des Patienten zu verschaffen, bittet man ihn, drei Gegenstände zu behalten (z. B. Zitrone, Schlüssel, Ball) sowie die Zahl 7 fortlaufend von der Zahl Hundert abzuziehen (100 minus 7, das Ergebnis minus 7, usw.). Die Rechenaufgabe gelingt dem Patienten nur recht mühevoll und langsam und ist zudem durch zahlreiche Fehler gekennzeichnet. Die drei zuvor genannten Gegenstände können nicht mehr erinnert werden. Angesichts des Alters und des Berufes ist dies als pathologisch zu bewerten.
Prinzipiell käme nun eine Vielzahl von Erkrankungen in Betracht. Am wahrscheinlichsten wird es sich jedoch entweder um eine Depression oder um eine Demenz handeln. Auch bei einer Depression können die Hirnleistungsfunktionen deutlich eingeschränkt sein, man spricht dann von einer sogenannten depressiven „Pseudo-Demenz". Bei den vorliegenden Symptomen muss jedoch einem organischen Prozess nachgegangen werden. Hierbei zeigt sich in der Computertomographie eine über die Altersnorm deutlich hinaus gehende, kortikal betonte Atrophie. Der Liquor ist unauffällig. Hinweise für einen langjährigen arteriellen Hypertonus oder eine Arteriosklerose ergeben sich nicht.

▶ Somit wird es sich am ehesten um einen **Morbus Alzheimer** handeln. Eine Therapiemöglichkeit besteht durch Gabe eines Acetylcholinesteraseinhibitors.

7.4 Wurzelreizsyndrom durch Bandscheibenvorfall

Ein 28-jähriger Patient, der schon seit Jahren über rezidivierende Rückenschmerzen klagt, kommt nun akut in die Praxis, nachdem er sich beim Umzug verhoben hat. Er klagt über ausgeprägte lumboischialgiforme Schmerzen mit Ausstrahlung in die Außenseite des linken Beines bis hin zum äußeren Fußrücken. Neurologisch ergibt sich ein unauffälliger Befund. Aufgrund der Schmerzangabe handelt es sich am ehesten um ein **Wurzelreizsyndrom S1 links, welches aufgrund des Verhebetraumas wahrscheinlich durch einen Bandscheibenvorfall ausgelöst worden ist.**

- **Wichtig** ist in diesem Fall, dass die motorischen und sensiblen Funktionen der betroffenen Nervenwurzel genau untersucht werden, im Falle der Wurzel S1 die **Fußsenkung** und die **Sensibilität des Dermatoms S1**. Insbesondere bei einer entsprechenden muskulären Schwäche sollte unbedingt eine weiterführende, bildgebende Diagnostik eingeleitet werden.

Bandscheibenvorfälle ohne Ausfallserscheinungen werden konservativ behandelt. Anschließend sollte eine regelmäßige Krankengymnastik zur Stärkung der Rückenmuskulatur erfolgen.

II. Psychiatrie

1. Grundlagen

Die heutige Psychiatrie stützt sich im Wesentlichen auf biologische und psychodynamische Faktoren. Man geht immer mehr davon aus, dass die biologische und die psychodynamische Sichtweise sich keinesfalls ausschließen, sondern im Gegenteil sich ergänzen. Obwohl nur schwer nachvollziehbar, ist die zunehmende Auffassung in der modernen Psychiatrie diejenige, dass es keinen wesentlichen Unterschied zwischen organischen und funktionellen psychischen Erkrankungen gibt. Die Gewichtung ist jedoch jeweils eine andere. Während bei den endogenen Psychosen die biologischen Faktoren die maßgebliche Rolle spielen, liegt der Schwerpunkt der neurotischen Erkrankungen auf der Psychodynamik. Unter Psychodynamik versteht man u. a. die bewussten und unbewussten Motive unseres Verhaltens sowie die Grundlagen ihrer Entstehung durch biographische Einflüsse.

Auch wenn es zunehmend in Auflösung begriffen ist, bietet das **Triadische Modell** einen didaktisch einfachen Zugang zum Verständnis der unterschiedlichen psychiatrischen Erkrankungen (siehe Abbildung).

Jede psychische Veränderung oder Erkrankung kann einer Spitze des unten stehenden Dreiecks zugeordnet werden. Wie eingangs erwähnt, muss man sich jedoch im Klaren sein, dass auf Grund der Erkenntnisse in den letzten Jahrzehnten eine strikte Trennung dieser Erkrankungseinheiten nicht mehr möglich ist. Beispielsweise spielen auch bei den **endogenen Psychosen** psychodynamische Faktoren eine Rolle und bei neurotischen Störungen biologische (s. o.). Am Besten abgrenzbar sind immer noch die **exogenen Psychosen**, bei denen immer eine morphologische Veränderung des Gehirns gefunden werden kann, z. B. bei traumatischen Hirnschädigungen, *Morbus Alzheimer*, *Morbus Pick* usw.. Diese Erkrankungen wurden ausführlich im neurologischen Teil beschrieben. Im Gegensatz dazu findet man bei den endogenen Psychosen solche eindeutigen morphologischen Korrelate nicht. Auf Grund der erheblichen Fortschritte in der modernen bildgebenden Diagnostik (z. b. Kernspintomographie) hat sich jedoch gezeigt, dass dezente, aber signifikante Veränderungen insbesondere bei den Schizophrenien nachweisbar sind. Eine nähere Erläuterung folgt in den Kapiteln über die einzelnen Erkrankungen.

1.1 Psychodynamische Theorien

Um die Motive menschlichen Verhaltens und die Entstehung neurotischer Erkrankungen zu erklären, existieren zahlreiche psychodynamische Theorien. Hierzu existiert eine enorme Literatur mit erschütternd wenigen unwiderlegbaren Fakten. Beispielsweise ging Sigmund Freud von der Annahme aus, dass eine unterschwellige Angst, welche aus unbewussten Konflikten entsteht, die

Das Triadische System

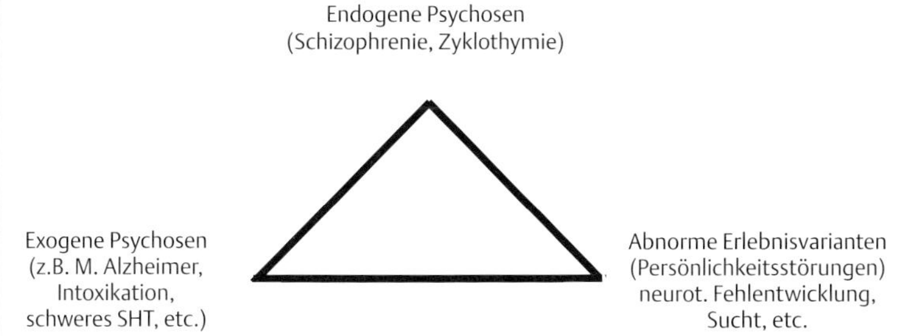

Erklärung für alle Typen von Neurosen wie auch Persönlichkeitsstörungen sei. Spätere Psychiater, die der psychoanalytischen Theorie ablehnend gegenüber standen, brachten die neurotischen Erkrankungen in Zusammenhang mit sozialen Bedingungen, welche zu einem schlecht angepassten Verhalten in der Kindheit führten.

- ▶ Heute ist generell akzeptiert, dass neurotische Erkrankungen ihren Ursprung in wie auch immer gearteten Abnormitäten der Persönlichkeitsentwicklung haben.

Warum es zu der jeweils einen oder anderen neurotischen Erkrankung oder Persönlichkeitsstörung kommt, gibt es eine Vielzahl psychodynamischer Erklärungen, die aber – da auf anekdotischer Evidenz fußend – schwierig oder unmöglich einzuschätzen sind.

1.2 Biologische Theorie

Die biologische Theorie geht davon aus, dass eine Vielzahl von Genen das generelle Muster der jeder Person angeborenen Charakteristika bestimmt und diese Muster einer unablässigen Modifikation durch familiäre, ausbildungs-, soziale- und andere Umwelteinflüsse unterliegen. Insbesondere bei den Schizophrenien sind mittlerweile zahlreiche morphologische und biochemische Befunde festgestellt worden, die durchaus die Annahme rechtfertigen, dass es sich um eine primär biologische Erkrankung handelt. Auf zellulärer Ebene spielen hierbei die Dopaminrezeptoren eine wesentliche Rolle. Man nimmt u. a. an, dass sie eine gesteigerte Sensitivität gegenüber dem Neurotransmitter Dopamin besitzen.

- ▷ Auch bei den meisten depressiven Erkrankungen geht man von einer biologischen Komponente aus.

Korrelierend hierzu fanden sich erniedrigte Neurotransmitterkonzentrationen im ZNS und eine Besserung der Symptome nach Gabe von Antidepressiva, die diese Konzentrationen wieder erhöhten.

Es werden jedoch auch bei neurotischen Erkrankungen biologische Phänomene beobachtet. Eine interessante Beobachtung ist beispielsweise, dass die Blutlaktatspiegel bei Patienten mit Panikattacken nach Anstrengung höher sind als normal. In diesem Zusammenhang ist auch bei mehreren Untersuchungen gefunden worden, dass eine Infusion von Laktat Panikattacken bei Patienten mit Angstneurosen auslösen kann.

2. Psychiatrische Symptome und Syndrome

2.1 Halluzination

Unter Halluzinationen versteht man eine Sinnestäuschung, die in allen Sinnesqualitäten vorkommen kann und bei der eine Wahrnehmung ohne Objekt besteht.

Wichtig ist hierbei, dass akustische Halluzinationen mit hoher Wahrscheinlichkeit für eine Schizophrenie sprechen und optische Halluzinationen für eine exogene Psychose, z. B. im Rahmen einer Einnahme von LSD. Im Prinzip kann jedoch jede organische Hirnerkrankung in ihrem Verlauf optische Halluzinationen hervorrufen.

Bei den akustischen Halluzinationen handelt es sich häufig um Geräusche oder Stimmen, z. T. in Form von Rede und Gegenrede.

2.2 Illusion

Im Gegensatz zu den Halluzinationen sind Illusionen an reale Eindrücke gebunden, welche jedoch abnorm verzerrt wahrgenommen werden, z. B. wird das Wasser aus einem Wasserhahn als ein großer Wasserfall wahrgenommen.

2.3 Wahn

Beim Wahn handelt es sich um eine **krankhaft falsche Überzeugung**, bei der ein Patient trotz Unvereinbarkeit mit der Realität unkorrigierbar bleibt.
Der Wahn ist häufig ein **Symptom endogener Psychosen**, er kann jedoch unabhängig von diesen auftreten. Das Bedürfnis nach Realitätsüberprüfung ist bei den meisten Patienten gering.

2.4 Wahnstimmung

Die Wahnstimmung ist ein **Vorläufer des manifesten Wahns**. Die Umgebung erscheint dem Patienten auf eine merkwürdige und verstörende Art verändert, ohne dass dieses genauer verbalisiert werden kann.

2.5 Wahnwahrnehmung

Bei der Wahnwahrnehmung handelt es sich um eine objektiv wirkliche **Wahrnehmung**, welcher aber eine **abnorme Bedeutung** beigemessen wird.
Beispiel: Ein Patient berichtet, dass die Sonne nur für ihn aufgeht.

2.6 Wahnsystem

Liegen **unterschiedliche Wahninhalte** vor, die nachträglich verknüpft werden, so spricht man von einem Wahnsystem.

2.7 Eifersuchtswahn

Diese Patienten sind fest davon überzeugt, dass ihr Ehepartner sie betrügt. Er ist wesentlich häufiger bei Männern als bei Frauen anzutreffen. Besonders häufig tritt der Eifersuchtswahn bei organischen Psychosen auf, z. B. bei langjährigem chronischen Alkoholismus.

2.8 Größenwahn

Bei dieser Wahnform ist der Patient von völlig unrealistischen Eigenschaften und Talenten bezogen auf seine eigene Person überzeugt.

2.9 Nihilistischer Wahn

Dies ist das Gegenteil vom Größenwahn und das Thema besteht darin, faktisch gar **nicht mehr zu existieren** (nihil = nichts). Er tritt häufig bei der endogenen Depression auf.

2.10 Zerfahrenes Denken

Dies ist die typische Denkstörung des schizophren Erkrankten.
Die einzelnen Denkinhalte sind zusammenhangslos und ergeben für den Zuhörer oft keinen Sinn.
Beispiel: „... Das Olivenöl ist eine arabische Likörsoße, mit welcher die Afghanen, Mauren und Muslemiten die Straußenzucht betreiben. Der in-

dische Pisang ist der Whiskey des Parsen und Arabers. Der Parse oder Kaukasier besitzt genauso viel Beeinflussungskraft auf seinen Elefanten wie der Maure auf Dromedar. Das Kamel ist der Sport des Juden und der Inder. In Indien gedeiht vorzüglich Gerste, Reis und Zuckerstock, das heißt Artischocke. Die Brahmanen leben in Kasten auf Belutschistan. Die Tscherkessen wohnen wie Mandschurei von China. China ist das Eldorado des Pawnes" (Ausschnitt aus einem Brief nach Bleuler 1857–1939, einem der Wegbereiter der modernen Psychiatrie).

2.11 Perseveration

Bei der Perseveration handelt es sich um das **ständige Wiederholen** ein und desselben **Gedankens**. Diese Denkstörung ist häufig im Rahmen einer demenziellen Entwicklung sowie bei der epileptischen Wesensänderung.

2.12 Ideenflucht

- **Dies ist die typische Denkstörung im Rahmen einer Manie**.

Hierbei kommt es zu **fortgesetzten Assoziationen** von gedanklichen Inhalten, ohne dass ein längerer Gedankengang in sich logisch und plausibel zu Ende geführt wird.

Beispiel:

„Erbtanten habe ich nicht, Inzucht liegt bei mir auch nicht vor, nicht einmal Unzucht, dafür stamme ich aber von Karl dem Großen, folglich auch von Karl Martell, dem „Hammer". Im Hammer-Verlag sind seinerzeit sehr bedeutende politische Schriften erschienen. Der „Ex-Hammer" allerdings nicht, der ist mindestens 500 Jahre älter. Meine Alte fällt auch darunter, die hätt man damals glatt mit verbrannt. Heirate oder heirate nicht, bereuen wirst du beides, sagt Kirkegaard. Die Axt im Haus erspart den Scheidungsrichter, sage ich; ich bin aber nicht gemeingefährlich aber ich bin nur Gemeinen gefährlich! Ach, da kommt ja schon wieder die Straßenbahn mit ihrem saudummen Geklingel! Kennen Sie Max Klinger? Haben Sie schon sein Beethoven-Standbild gesehen? Oder besser gesagt: Sitzbild? Ich möchte übrigens heute wieder ein Sitzbad haben für meinen wunden Südpol, den bisher weder Amundson noch Scott entdeckt haben. Schreiben Sie das doch nicht hin, Sie frisch laxierter Staatshämorhoidarius! Nun lacht er auf allen vier Backen!" (nach G. Kloos).

2.13 Depersonalisation

Bei der Depersonalisation fühlen sich die Betroffenen irgendwie **fremd** und kennen sich selber zum Teil nicht mehr wieder. Dies muss nicht unbedingt Ausdruck einer psychischen Erkrankung sein, manchmal ist es auch dem Gesunden im übermüdeten Zustand beobachtbar. Daneben kann die Depersonalisation bei neurotischen Entwicklungen als auch bei Schizophrenien auftreten.

2.14 Derealisation

Hierbei erscheint die **Umgebung** irgendwie merkwürdig und **fremd verändert**. Diese Störung tritt ebenfalls bei neurotischen Entwicklungen und Schizophrenien auf sowie bei Epilepsien.

2.15 Zwangsgedanken

Von Zwangsgedanken spricht man, wenn ein **immer wiederkehrender Gedanke** sich dem Betreffenden aufdrängt. Dies ist den Betreffenden recht unangenehm und kann willentlich kaum beeinflusst werden.
In milder Form ist dies Phänomen auch bei Gesunden bekannt, aber in stärkerer Ausprägung findet es sich sowohl bei der Zwangserkrankung als auch bei der Schizophrenie.

2.16 Zwangshandlungen

Bei Zwangshandlungen werden **bestimmte Tätigkeiten** in zwanghafter Art und Weise **immer wieder** durchgeführt, z. B. beim Waschzwang. Die Patienten müssen sich dann teilweise 50 bis 60 Mal am Tag die Hände waschen und es kann zu schweren Hautschäden kommen.
Auch diese Störung kommt in milderer Form, z. B. öfteres Kontrollieren ob die Wohnungstür verschlossen ist, auch beim Gesunden vor. Wesent-

lich häufiger sind Zwangshandlungen aber bei der Zwangskrankheit.

2.17 Antrieb

Antrieb ist eine psychische Grundfunktion, Voraussetzung für die normale Funktion anderer höherer psychischer Leistungen (nach Pschyrembel).

2.17.1 Antriebssteigerung

Dies ist ein häufiges Leitsymptom der Manie.

2.17.2 Antriebsminderung

Eine Antriebsminderung findet sich keinesfalls nur bei der Depression, sondern kann auch Ausdruck einer organischen Hirnerkrankung sein.

2.18 Affektlabilität

Hierbei handelt es sich um überschießenden Stimmungswechsel bei geringfügigen Anlässen.

2.19 Inadäquater Affekt (Parathymie)

Dies bezeichnet eine Affektäußerung, die einer Situation nicht adäquat ist.
Beispiel: Im Rahmen einer Beerdigungszeremonie fängt eine Person plötzlich laut an zu Lachen.

2.20 Angst

Ein quälendes, gegenstandsloses Gefühl der Bedrohung und des Ausgeliefertseins.

2.21 Phobie

Hierbei ist die Angst immer an ein **bestimmtes Objekt** gebunden, z. B. Agoraphobie (Platzangst), Klaustrophobie (Angst vor geschlossenen Räumen), Spinnenphobie usw.

2.22 Demenz

Unter Demenz versteht man eine irreversible Reduzierung von Auffassung, Konzentration und Gedächtnis, anders ausgedrückt, die deutliche **Minderung sämtlicher höherer Hirnleistungsfunktionen**. Die Demenz ist per definitionem erworben, das heißt sie ist das Resultat einer wie auch immer vorangegangenen Hirnerkrankung, z. B. Intoxikation, degenerative Hirnerkrankung, Hirntumor, entzündlicher Prozess, etc..

2.24 Delir

Das Delir gehört zu den **exogenen Psychosen** und tritt meistens im Rahmen eines langjährigen chronischen Alkoholismus nach einer wenige Tage andauernden Abstinenzphase auf. Leitsymptome sind Desorientiertheit, Bewusstseinsveränderungen, optische Halluzinationen mit szenischem Charakter sowie psychomotorischer Unruhe. An vegetativen Symptomen bestehen Fieber, Tachykardie, Hyperhidrosis und grobschlägiger Tremor der Extremitäten.

3. Psychiatrische Erkrankungen

3.1 Endogene Psychosen

3.1.1 Schizophrenie

Die Schizophrenie ist eine Erkrankung, von der ca. 1 % der Weltbevölkerung betroffen sind. Es gilt als gesichert, dass diese Erkrankung unabhängig vom kulturellen Kontext auftritt. Familien-, Zwillings- und Adoptionsstudien belegen in eindrucksvoller Weise, dass diese Erkrankung zu einem wesentlichen Anteil genetisch determiniert ist. Bei der Manifestation dieser Erkrankung dürfen jedoch psychologische Faktoren nicht unberücksichtigt bleiben. Dies beinhaltet das *Stress-Vulnerabilitäts-Konzept.*

Man geht davon aus, dass die genetisch bedingte Vulnerabilität durch Stressfaktoren in den zwischenmenschlichen Beziehungen zum Auftreten der Erkrankung führt.

Dass getrennt aufgewachsene eineiige Zwillinge ebenso häufig (ca. 60 %) an Schizophrenie erkranken wie zusammen aufgewachsene eineiige Zwillinge, ist eines der wichtigsten Argumente der genetischen Ursache. Die exakte Genlokalisation und die genauen Stressfaktoren, die dann zur Erkrankung führen, sind jedoch letztendlich unbekannt.

Die Erkrankung betrifft Frauen und Männer etwa gleich häufig, wobei Männer meistens zwischen dem 20. und 25. Lebensjahr erkranken und Frauen zwischen dem 25. und 30. Lebensjahr.

Wegweisend für die Diagnose einer Schizophrenie sind akustische Halluzinationen in Form von dialogischen und kommentierenden Stimmen in Verbindung mit charakteristischen Denkstörungen wie Gedankeneingebung, Gedankenentzug und Gedankenausbreitung.

Unter **Gedankeneingebung** wird verstanden, dass die Patienten meinen, dass ihnen **fremde Gedanken eingegeben** werden.
Beim **Gedankenentzug** sind sie der Überzeugung, dass andere Menschen **ihre Gedanken abziehen** und bei der **Gedankenausbreitung** handelt es sich um einen Zustand, wo andere Menschen **an ihren Gedanken teilhaben**.
Aufgrund dieser charakteristischen Denkstörungen wird verständlich, dass um die Jahrhundertwende und noch Jahrzehnte später die Schizophrenie als eine Geisteskrankheit verstanden wurde. Eine weitere wichtige Denkstörung ist das sogenannte *zerfahrene Denken* (siehe oben).
Sehr häufig kommt es im Verlauf der Erkrankung zum Auftreten eines **Wahns**, wobei der Wahn alleine noch längst keine schizophrene Erkrankung beweist. Dieser kann auch isoliert auftreten (siehe unten). Ein wesentlich wichtigeres Kriterium für eine schizophrene Erkrankung ist die sogenannten *Wahnwahrnehmung*.
Von untergeordneterer, aber nicht zu vernachlässigender Wertigkeit für die Diagnose einer Schizophrenie sind sonstige akustische Halluzinationen (z. B. Geräusche), Zönästhesien (eigenartige, nur schwer beschreibbare körperliche Missempfindungen ohne Nachweis einer organischen Erkrankung) sowie Halluzinationen auf anderen Sinnesgebieten (z. B. optisch, olfaktorisch).

3.1.1.1 Unterformen der Schizophrenie

▸ **Hebephrene Schizophrenie**

Bei der hebephrenen Schizophrenie treten die obigen Symptome weitestgehend in den Hintergrund. Im Vordergrund steht eine im Jugendalter auftretende, eigentümliche **Persönlichkeitsveränderung** mit im Vordergrund stehendem Rückzug von sozialen Beziehungen und Vernachlässigung von früheren Interessen. Der Erkrankungsbeginn ist meist schleichend und verläuft protrahiert über mehrere Jahre. An weiteren Symptomen liegt häufig eine inadäquate Heiterkeit vor.
Kaum abzugrenzen von der hebephrenen Schizophrenie ist die *Schizophrenia simplex*, die meist ohne inadäquate Heiterkeit einhergeht.
Bei beiden Formen ist die **Prognose** jeweils **ungünstig**. Durch den sozialen Rückzug und die Interessenverarmung kommt es auch häufig zu einem beruflichen und sozialen Abstieg („Knick in der Lebenslinie").

▶ **Katatone Schizophrenie**

Bei der Katatonen Schizophrenie treten ebenfalls Wahn und Halluzinationen in den Hintergrund und **psychomotorische Abnormitäten** dominieren die Symptomatik. Die Patienten sind zum Teil völlig unbeweglich und stumm, zum Teil erregt mit inadäquatem Schreien, Lärmen oder anderweitigen psychomotorischen Endäußerungen. Diese Schizophrenieform tritt heute nur noch **selten** auf und hat eine **günstige Prognose**.
Selten kann die Katatonie auch in einen lebensbedrohlichen Zustand überwechseln, wo länger dauernde, febrile Temperaturen und Tachykardien beobachtet werden. Eine rechtzeitige Elektrokrampftherapie kann bei dieser Form lebensrettend sein.

▶ **Zoenästhetische Schizophrenie**

Bei der zoenästhetischen Schizophrenie stehen eigenartige, von den Patienten kaum beschreibbare **Leibgefühlstörungen** im Vordergrund. Wahn und Halluzinationen treten, wenn überhaupt, nur vorübergehend auf.
Beschrieben werden von den Patienten unbestimmte fluktuierende, ziehende sowie auf- oder absteigende Leibgefühle oder Taubheits-, Steifigkeits- und Fremdheitsempfindungen. Auch hier ist die **Prognose** relativ **ungünstig**.

▶ **Paranoid-halluzinatorische Form**

Dies ist die **häufigste** Schizophrenieform und, wie der Name schon sagt, stehen hier **Wahn und Halluzinationen** ganz im Vordergrund. Die Erstmanifestation einer paranoid-halluzinatorischen Psychose wird besonders eindrucksvoll in dem nun folgenden Fallbeispiel geschildert:

Der Fall „Reiner“ als Schulfall eines schizophrenen Schubes

Er war als Kind gesund, habe gut gelernt, besuchte 4 Jahre Volksschule, 3 Jahre Mittelschule, 1 Jahr höhere Handelsschule und 3 Jahre Realgymnasium. Ostern 1939 hatte er sein Zeugnis bekommen und eigentlich nicht daran gedacht, abzugehen. Es war damals jedoch bei ihm der Eindruck entstanden, die Eltern machten ihm den Vorwurf, ihn so lange erhalten zu müssen. Heute zweifle er, dass dies als „Vorwurf“ gemeint war, vielleicht sollte es eher ein „Ansporn“ sein. Denn gesagt habe der Vater nichts diesbezügliches zu ihm. Aber irgend etwas drückte ihn. Außerdem hatte ihn sein Vater auf die Finanzlaufbahn als einer Möglichkeit ohne Abitur aufmerksam gemacht, so dass er sich kurz entschloss, eine Bewerbung nach Leipzig zu richten. Er wollte nicht mehr dauernd das Bewusstsein haben, sich von den Eltern durchschleppen zu lassen. Er wurde angenommen. Bald habe er diesen Schritt freilich bereut, als sein bester Schulfreund zwei Jahre später sein Abitur machte und nun Offiziersanwärter werden konnte, ein Weg, der ihm ohne Abitur versperrt blieb. Er ging ans Finanzamt zur Vorbereitung, dann in die Reichsfinanzschule nach H., wo er die Prüfung bestand und im Beamtenverhältnis als Finanzanwärter anfing. Im Oktober 1940 zog er zum RAD (Reichsarbeitsdienst) ein. Im November 1940 kam er mit seiner Truppe nach Frankreich, wo sie an Flugplätzen eingesetzt waren, Straßen bauten und Bäume fällten.
Er war der Truppälteste. Seit sie in Frankreich waren, hatte er das Gefühl, als erwarte man von ihm besondere Leistungen. Er stand unter Spannung. Es wurde viel von Beförderung gesprochen. Er hätte selbst sehr gern die Offizierslaufbahn eingeschlagen. Da ihm aber das Abitur fehlte, musste er sich dies aus dem Kopf schlagen. Er habe damals viel darüber nachgedacht und überlegt, ob er vielleicht beim RAD bleiben und die Führerlaufbahn einschlagen sollte, da er Freude an dem Betrieb hatte. Diesen Gedanken ließ er aber wieder fallen, da er ja schon seine Prüfung als Finanzbeamter gemacht hatte. Gerade um diese Zeit gingen viele Gedanken an die Gestaltung seiner Zukunft durch seinen Kopf, wobei der Wunsch zur Offizierslaufbahn immer wieder auftauchte.
Längere Zeit schien ihm, als liege etwas in der Luft; was es war, konnte er selbst nicht sagen, vielleicht stand ein besonderer Einsatz bevor. Es wurden nun „Gerüchte“ laut, dass er und zwar als einziger des Lagers, Truppführer werden sollte. Das wurde so „herumgesprochen“, so hinten herum. Es wurden keine Namen genannt, aber es schien doch klar, dass er gemeint war. Daraufhin wurde er stark angefeindet. Man war jedenfalls neidisch. Alles stand ihm auf einmal feindlich gegenüber. Bei einer Rast während einer Übung waren die Brotbeutel nicht ordentlich ausgerichtet; der Obertruppführer sagte zu ihm: „Machen Sie es ordentlich, Sie sind mir dafür verantwortlich ...“, eine Anspielung auf seine Beförderung;

ähnliche Anspielungen wurden dauernd gemacht.
Er sprach mit niemanden, da er den Neid der anderen fürchtete. Das ging so 2–3 Tage. Man warf ihm Blicke zu, verweigerte ihm, einen Schluck aus der Flasche zu tun oder gab sie ihm mit eigentümlichen Blicken; man war alles andere als kameradschaftlich.
Bald entnahm er Gesprächen, dass er nachts eine „Rolle" bekommen, vielleicht im Freien an einen Baum gebunden und irgendwie gekennzeichnet werden sollte und zwar sollte ihm – wie er später zu erkennen glaubte – mit einem glühenden Eisen ein Mal eingebrannt werden in Form von Hammer und Sichel. Man machte ihm auch hierüber gewisse Andeutungen (siehe unten). Er beschloss natürlich, in der Nacht munter zu bleiben und sich entsprechend zur Wehr zu setzen. Nachts im Schlafsaal war alles sehr verdächtig, er hörte deutlich am Knacken des Bodens bzw. der Betten, wie man sich heranzuarbeiten versuchte. Er sprang aus dem Bett in die Nähe des Ofens, um bei dessen sehr schwachen Schimmer seine Gegner erkennen zu können. Er sah auch, wie ein glühender Punkt, wohl das glühend gemachte Eisen des Ofeneisens, geschwenkt wurde und zwar in der Form von Hammer und Sichel. Das war es, woran ihm klar wurde, was beabsichtigt war. Als er darauf losstürzte, um den Gegner zu packen, war die Erscheinung verschwunden. Hinter dem Ofen war wohl noch Platz, wo einer verschwinden konnte. Draußen hörte er häufig Stiefelschritte, in der Nebenbaracke viel Gepolter, einmal wurde an die Tür geklopft, jemand mit Stiefeln ging an der Tür vorbei, auch hörte er das Klirren von Koppeln usw. Aus all dem erkannte er, dass man auch draußen informiert war. Sobald er aber aus dem Bett gesprungen war, wurde in der Stube wieder alles ruhig; kaum legte er sich wieder, ging das „Ranarbeiten" von neuem los, so dass er immer wieder aus dem Bett sprang, um bereit zu sein. Einmal drehte er auch kurz das Licht an, konnte aber nichts erkennen. Vielleicht hatten sich die Kerle rasch zu den anderen in das Bett gelegt; vielleicht war auch das Licht zu kurz aufgedreht, auch war es nicht hell genug. Die Wache kam herein und er merkte sofort, dass auch sie „instruiert" war. Sie war auch sonst öfters gekommen, um nach dem Feuer zu sehen, diesmal war es aber anders. Als man ihn am Ofen stehend fand, bekam er eine Verwarnung; als sich dies jedoch wiederholte und er gegen 4 Uhr morgens wieder anstatt im Bett beim Ofen stehend gefunden wurde, bekam er von der Wache den Befehl, sich anzukleiden. Er wurde im Wachlokal festgesetzt. Auch dort war man ganz deutlich „im Bilde". Als er am Morgen wieder in seine Baracke kam, wussten alle Bescheid, eine feindliche Atmosphäre umgab ihn. Sogar sein bester Freund fragte „unschuldigerweise", was eigentlich los wäre. Jeder verstellte sich, man wollte jedenfalls sehen, wie er reagiere.
(aus: Klaus Conrad, „Die beginnende Schizophrenie")
Wahnstimmung und Wahnwahrnehmung werden in dem diesem Beispiel ausführlich geschildert.

3.1.1.2 Verlauf der Erkrankung

▸ **Die Schizophrenie ist keinesfalls eine unheilbare Erkrankung.**

Ganz vereinfacht kann man sagen, dass ein Drittel der Patienten einmal in ihrem Leben eine schizophrene Symptomatik entwickeln, ein Drittel der Patienten mehrere schizophrene Schübe erleben und ein Drittel im Verlaufe der Erkrankung deutliche Persönlichkeitsveränderungen aufweisen, die dazu führen können, dass die frühere berufliche Position nicht mehr eingenommen werden kann oder dass sogar eine Betreuung erforderlich wird. Im Vergleich mit der Zyklothymie verläuft die schizophrene Erkrankung **meistens schubförmig** und kann nach dem jeweiligen Schub charakteristische Persönlichkeitsveränderungen hinterlassen. Häufig sind die betreffenden Patienten weniger belastbar und ziehen sich vermehrt zurück. Auch werden kognitive Defizite beobachtet. Die Entwicklung einer Demenz gehört jedoch nicht zum Erkrankungsbild. Die oben beschriebenen Persönlichkeitsveränderungen nach einem jeweiligen schizophrenen Schub bezeichnet man als **Residualzustand** oder **Residuum**.

3.1.1.3 Therapie

▸ **Einen Grundpfeiler der Therapie stellen heute Psychopharmaka dar, welche die Dopaminrezeptoren blockieren (Neuroleptika).**

Bei mindestens 90 % der an Schizophrenie Erkrankten lässt sich hierdurch eine gute Rückbildung der Symptomatik erreichen. Da die Erkran-

kung jedoch häufig mit einer Krankheitsuneinsichtigkeit einher geht, sind manchmal stationäre Aufnahmen auch gegen den Willen der Patienten erforderlich.
Bei den **Neuroleptika** unterscheidet man heute typische und atypische Neuroleptika. Bei den **typischen Neuroleptika** stehen extrapyramidalmotorische Nebenwirkungen (EPS) im Sinne einer zunehmenden Bewegungsarmut im Vordergrund. Durch die Entwicklung der neuen atypischen Neuroleptika treten diese Nebenwirkungen kaum noch auf und die Akzeptanz ist bei den Patienten deutlich größer geworden.
Daneben sind **Psycho- und Soziotherapie** wichtige flankierende Maßnahmen. Im Rahmen der Psychotherapie sollte der Schwerpunkt darauf gelegt werden, den Beginn eines erneuten Schubes der Erkrankung rechtzeitig zu erkennen sowie mit evtl. aufgetretenen Persönlichkeitsveränderungen angemessen umzugehen. Die Soziotherapie zielt darauf ab, eventuell bei einer beruflichen Neuorientierung unterstützende (z. B. rehabilitative) Maßnahmen anzubieten.

- **Abzugrenzen von der Schizophrenie ist die akute psychotische Episode.**

Hierbei kommt es im Rahmen eines belastenden Lebensereignisses zu den Symptomen der Schizophrenie, in erster Linie zu Symptomen der paranoid-halluzinatorischen Form. Im Gegensatz zu den häufigeren Verläufen der Schizophrenie besteht dieses Zustandsbild nur wenige Tage bis Wochen und es kommt zu einer vollständigen Remission der Symtomatik.

- Naturheilkundlich:
  Nur unterstützend homöopathisch:
  Anacardium orientale D12, D30, Belladonna D12, D30, Cannabis indica D6, D12, D30, Hyoscyamus D12, D30, Nux moschata D12, D30, Stramonium D12, D30, D200, Tarantula hispanica D12, D30, Veratrum album D12, D30, D200.

3.1.2 Zyklothymie

Die Zyklothymie ist eine Erkrankung, die ca. 0,4 bis 1 % der Bevölkerung betrifft. Ähnlich wie bei der Schizophrenie ist auch die Zyklothymie eine **vorwiegend erblich bedingte** Erkrankung aufgrund einer intermittierenden Hirnstoffwechselstörung. Für die biologische Verursachung spricht die Tatsache, dass das Erkrankungsrisiko für Kinder bei etwa 50 % liegt, wenn beide Eltern an einer Zyklothymie leiden.

> **Im Gegensatz zur Schizophrenie tritt die Zyklothymie phasenhaft auf, das heißt dass es zwischen den Phasen der Erkrankung zu keinen Persönlichkeitsveränderungen kommt.**

Die Erkrankungsphasen selbst werden unterteilt in **manische** und **depressive Phasen**, wobei die meisten Patienten an rezidivierenden depressiven Phasen erkranken. Hierbei spricht man von einer *monopolaren Erkrankung* im Gegensatz zur bipolaren Erkrankung, wo sowohl manische als auch depressive Phasen auftreten. Ausschließlich rezidivierende manische Phasen kommen nur ganz selten (ca. 5 % aller Erkrankungsfälle) vor. Die Phasendauer beträgt im Durchschnitt 6 bis 9 Monate.

3.1.2.1 Manische Phase

- **Die manische Phase ist charakterisiert durch die Symptomtrias: Antriebssteigerung, euphorische Stimmungslage und Ideenflucht.**

Die Patienten schlafen im Rahmen der Antriebssteigerung nur wenige Stunden und sind voller Tatendrang und Pläne. Durch die euphorische Stimmungslage stehen sie ihrem eigenen Verhalten in der Regel kritiklos gegenüber und eine Krankheitseinsicht besteht in der Regel nicht. Versucht man ihren Tatandrang einzuschränken, reagieren sie gereizt und aggressiv. Aufgrund der Ideenflucht fangen sie viele Projekte an, ohne jedoch die begonnenen Handlungen zu Ende zu führen. Häufig kommt es zu unüberlegten und hohen Geldausgaben. Eine Unterbringung in eine geschlossene psychiatrische Abteilung gegen den Willen dieser Patienten ist dann meist nicht zu umgehen.

3.1.2.2 Depressive Phase

Die depressive Phase ist quasi ein Spiegelbild der manischen Phase. Die Patienten sind ausgeprägt antriebsarm, in der Stimmung traurig depressiv und formalgedanklich deutlich verlangsamt. Charakteristisch für die endogene Depression ist das sogenannte **Morgentief und Abendhoch**, das heißt dass die Stimmung morgens besonders

schlecht ist und gegen Abend hin eine allmähliche Besserung erfährt. In diesem Zusammenhang berichten die Patienten, dass sie morgens das Gefühl haben, dass der Tag wie eine Last oder ein großer Berg vor ihnen liege. Ist die Erkrankung besonders ausgeprägt, erscheint den Patienten ihr gesamtes Tun und Handeln, ja sogar ihr Leben als sinnlos, wobei es dann zu Suizidversuchen kommen kann. Der **Suizid** ist die schwerwiegendste Komplikation aller depressiven Erkrankungen.
Zusätzlich bestehen häufig ausgeprägte vegetative Störungen in Form von Schlaflosigkeit, Obstipation, Appetitmangel sowie ein Versiegen der Schweißdrüsen- und Tränensekretion und ein Verlust von Libido und Potenz.
Spiegelbildlich zum Größenwahn bei der Manie kann es bei einer ausgeprägten endogenen Depression zum nihilistischen Wahn kommen.

3.1.2.3 Therapie

Bei der akuten Manie ist die Applikation von **Neuroleptika** meist nicht zu umgehen. Bei allen depressiven Erkrankungen, insbesondere aber bei der endogenen Depression, kommen **Antidepressiva** zum Einsatz, welche die Konzentration von Noradrenalin und Serotonin an der präsynaptischen Nervenendigung erhöhen.

▷ In der Rezidivprophylaxe haben sich *Lithium* und *Carbamazepin* bewährt.

In der Psychotherapie wird der Schwerpunkt auf Akzeptanz der Erkrankung und der Sensibilisierung für beginnende Krankheitsphasen liegen.

Hinweis:
Die Unterscheidung zwischen einer Zyklothymie und einer Schizophrenie kann, gerade bei der Erstmanifestation, manchmal recht schwierig sein. Beispielsweise ist die Ideenflucht vielfach nicht genau vom zerfahrenen Denken abzugrenzen. Wenn gleichzeitig Symptome einer schizophrenen Psychose (z. B. akustische Halluzinationen) und Symptome einer Zyklothymie (z. B. euphorische Stimmungslage) vorliegen, spricht man von einer **schizoaffektiven Psychose**.

▶ Naturheilkundlich:
Homöopathisch nur unterstützend
Ambra D12, D30, Arsenicum album D30, D200, Aurum metallicum D12, D30, D200, Belladonna D12, D30, D200, Ignatia D12, D30, D200, Lachesis D12, D30, D200, Lycopodium D12, D30, D200, Natrium chloratum D12, D30, D200, Nux vomica D12, D30, D200, Platinum D12, D30, D200, Sepia D30, D200.

3.2 Persönlichkeitsstörungen

Eine Persönlichkeitsstörung liegt dann vor, wenn bestimmte persönliche Merkmale, die jedem an sich oder bei anderen bekannt sind, einen solchen Ausprägungsgrad aufweisen, dass dies in unterschiedlicher Gewichtung sowohl für den Betroffenen als auch für seine Mitmenschen mit erheblichen Schwierigkeiten und Leidensdruck einhergeht.

Man geht heute davon aus, dass sowohl genetische als auch Umweltfaktoren zur Ausformung einer Persönlichkeitsstörung beitragen, wobei die genetischen Faktoren in ihren Auswirkungen zu überwiegen scheinen. Die Diagnose einer Persönlichkeitsstörung sollte erst im Erwachsenenalter gestellt werden, da es erfahrungsgemäß in der Kindheits- und Jugendentwicklung noch zu deutlichen Änderungen der Persönlichkeit kommen kann.

3.2.1 Schizoide Persönlichkeit

Schizoide Persönlichkeiten treten recht schroff und kühl auf und reagieren auf Kritik meist überempfindlich. Sie führen in der Regel ein recht isoliertes Dasein und können nur schwer Beziehungen zu anderen Menschen aufbauen, wobei sie sich in diesen Beziehungen recht unwohl fühlen. Es fällt ihnen schwer, ihre Ideen und Gefühle auszudrücken. Recht häufig sind auch Moralismus und Prinzipienreiterei. Schizoid darf keinesfalls mit schizophren verwechselt werden, auch wenn viele schizophrene Patienten zu Beginn ihrer Erkrankung schizoide Züge aufweisen!

Fallbeispiel:

Ein Mann in mittleren Jahren erlebte sich immer wieder in quälender Form als Außenseiter. Er hatte das Gefühl, dass er nirgends wirklich dazu gehörte, dass andere Menschen ihn ablehnten oder spöttisch-kritisch ansahen. Er litt darunter, es machte ihn unsicher, und seine berufliche Laufbahn drohte immer wieder daran zu scheitern, dass er von anderen als Fremdkörper und als „äußerst schwierig" empfunden wurde und nun, im typischen verhängnisvollen Zirkel, in seiner Reaktion darauf tatsächlich immer schwieriger zu behandeln war. Er wurde öfter plötzlich, scheinbar ganz unmotiviert, ausfällig, gegen Vorgesetzte verletzend ironisch, „schnitt" Arbeitskollegen grundlos, fiel in Kleidung und Lebensführung so aus dem Üblichen heraus, dass man sich immer mehr von ihm zurück zog, nichts Gemeinsames mit ihm hatte.
(aus: Fritz Riemann, „Grundformen der Angst")

3.2.2 Depressive Persönlichkeit

Depressive Persönlichkeiten haben eine überwiegend negative und pessimistische Grundeinstellung, ziehen sich viel zurück und knüpfen nur wenig Kontakte mit ihren Mitmenschen. Sie sind meist unauffällige Charaktere.

Fallbeispiel

Ein junges Mädchen lernt im Café einen Mann kennen, der sie in eine Unterhaltung zieht, durch Schilderung seiner Lage – Ehescheidung, Einsamkeit – ihr Mitleid zu erwecken versteht. Er hängt sich an sie, bittet immer wieder um ein Treffen, belegt sie immer mehr mit Beschlag und will sie schließlich heiraten. Obwohl er ihr nie besonders sympathisch war und sie ihn keineswegs liebte, hatte sie das Gefühl, ihn nicht enttäuschen zu dürfen, wo er sie doch so zu brauchen schien. Sie kann nicht nein sagen im rechten Augenblick und hätte sich schon viel früher ablehnend verhalten sollen; ohne es zu wollen und zu merken macht sie ihm durch ihr Verhalten Hoffnungen und gerät in Schuldgefühle, als sie ihm schließlich eine Absage gibt.
(aus: Fritz Riemann, „Grundformen der Angst")

3.2.3 Anankastische Persönlichkeit

Anankastische Persönlichkeiten sind in all ihren Verhaltensweisen übertrieben exakt, gewissenhaft und perfektionistisch. Dies kann dann auch häufig zu Spannungen in Beziehungen führen. Der gesamte Tagesablauf ist meist pedantisch eingeteilt und alles muss seine Ordnung haben. Unordnung ist den Anankasten unerträglich.

Fallbeispiel

... oder die Männer, die für die Erklärung des einfachsten Tatbestandes, sozusagen bei Adam und Eva anfangen, wie in folgendem Beispiel eines zwanghaften Patienten, der mir erklären wollte, warum er sich heute um „fast zwei Minuten" (!) verspätet hatte: „Ich habe mein Büro pünktlich wie immer um 18.15 Uhr verlassen; ich bin in meinem gewöhnlichen Schritt zur Omnibushaltestelle gegangen; der Bus kam knapp 3 Minuten zu spät, holte aber dann etwa 1 Minute auf. Ich kam dann mit dieser Verspätung an der Haltestelle an, wo ich aussteigen muss, um zu Ihnen zu kommen; ich wollte davon noch etwas aufholen durch schnelleres Gehen, wurde aber von einer Frau aufgehalten, die mich nach einer bestimmten Straße fragte, und der ich natürlich Auskunft geben musste – es war nicht ganz leicht, ihr den Weg zu beschreiben – die letzten Meter zu Ihnen bin ich dann im Dauerlauf gerannt".
(aus: Fritz Riemann, „Grundformen der Angst")

3.2.4 Hysterie

Hysterische Persönlichkeiten sind häufig exzentrisch, möchten immer im Mittelpunkt stehen und meinen, „im Extrazug des Lebens zu sitzen" (Tölle). Auch versuchen sie häufig mehr zu erleben, als sie erlebnisfähig sind. Wird ihnen die Anerkennung ihrer Mitmenschen versagt, flüchten sie sich häufig in funktionelle Beschwerden wie Ohnmachtsanfälle oder psychogene Anfälle. Bei hysterischen Persönlichkeiten überwiegt der Anteil an Frauen deutlich.

Fallbeispiel

... Ein Beispiel (aus dem Tagebuch einer Jugendlichen):
„Sei außerordentlich und du fällst auf. Sei krank und deine Mutter kümmert sich um dich, sei gesund und „normal", und man findet es selbstverständlich. Deswegen: sei raffiniert, spiele Theater, gib einerseits den Leuten, was sie haben wollen – ein sunnygirl, ein Präsentierkind, das strahlend jedermann umarmt und als „süß" bezeichnet wird – um andererseits dir auch das zu holen, was du brauchst. Und wenn sie dich nicht so lieben, dass du dein Ziel mit Zärtlichkeit erreichst, dann wird dich ihre Sorge um dich zum Ziel ‚bringen. **Je mehr krank, um so mehr geliebt**. Der Konflikt kam erst in der Pubertät und vor allem, seit ich erwachsen bin. Einmal, ich mochte 12 oder 13 sein, kam eine Tante auf Besuch. Ich stürzte in altgewohnter Weise die Treppe hinunter und ihr um den Hals; „sei nicht so exaltiert", mahnte meine Mutter. „Was ist exaltiert?" fragte ich. „Übertrieben, überspannt." Ich verstand überhaupt nichts. Was bisher immer „süß", „reizend" gewesen war, sollte nun plötzlich überspannt sein? Langsam begriff ich, dass jedes Alter seine Gesetze hat. Dass man einem Kind alles verzeiht, einem Teenager schon viel weniger und einem Erwachsenen nichts. Ich lernte eine neue Masche, des „naiven, unschuldigen, unerfahrenen Mädchens, das mit hilflosen, großen, rührenden Augen der Welt nur alles Gute zutraut." Gott, ich war ja wirklich naiv, aber sobald mir eine ältere Bekannte klarmachte, wie himmlisch naiv ich sei, wurde ich auch sehr berechnend naiv. Die größten Don Juans waren angesichts meiner Naivität hilflos und wagten plötzlich nicht mehr, sich mir mit unsittlichen Anträgen zu nähern. Meine Mutter sagte vorgestern, als ich sie über meine Kindheit ausquetschte: „Als du im Kinderheim warst, vergaß ich dich zuzeiten direkt. Ich dachte immer, du seiest sehr glücklich im Kinderheim, deine Briefe klangen immer sehr fröhlich." Sie, die hellhörige Mutter, die sonst das Gras wachsen hört, was mich betrifft, sie hat sich von diesen zensierten Briefen blenden lassen! Ich musste im Kinderheim bleiben, trotz meiner flehentlichen Bitten. Da gibt es nur eine Waffe: Krankheit."
(aus: Fritz Riemann, „Grundformen der Angst")

3.2.5 Astheniker

Bei den asthenischen Persönlichkeiten stehen ein chronisches Schwächegefühl in Verbindung mit einer deutlich erhöhten Erschöpfbarkeit im Vordergrund. Sie reagieren überempfindlich auf physische und emotional anstrengende Ereignisse und besitzen nur wenig Ehrgeiz und Aggressionen.

Auch das Erleben spontaner Freude ist eher gering ausgeprägt.

3.2.6 Paranoide Persönlichkeit

Paranoide Persönlichkeiten zeichnen sich dadurch aus, dass sie Vieles auf sich beziehen, wobei nur in Ausnahmefällen wahnhaft-paranoide Tendenzen auftreten, weshalb auch die paranoide Persönlichkeit streng von der paranoiden Schizophrenie getrennt werden muss. Gleichzeitig besteht ein überwertiges Gefühl der eigenen Wichtigkeit und Bedeutung.

3.2.7 Sensitive Persönlichkeit

Hier stehen selbstunsichere und überempfindliche Charakterzüge im Vordergrund. Diese Menschen sind überaus verletzlich und ihre Durchsetzungskraft ist nur gering.

3.2.8 Querulanten

Diese Menschen zeichnen sich dadurch aus, dass sie ausschließlich ihre Sicht der Dinge gelten lassen, insbesondere bezüglich eines vermeintlichen Unrechts oder einer Rechtsstreitigkeit. Sie sind häufig unbelehrbar, fanatisch und rechthaberisch.

3.2.9 Borderline-Persönlichkeit

Borderline-Persönlichkeiten zeichnen sich durch eine ausgesprochene Wechselhaftigkeit in ihren zwischenmenschlichen Beziehungen aus. Charakteristisch sind auch autoaggressive Durchbrüche und das Zufügen von multiplen Verletzungen. Ebenso sind Suizidversuche häufig. Daneben können Symptome einer Schizophrenie auftreten wie beispielsweise Wahnwahrnehmung und akustische Halluzinationen, die aber nur vorübergehender Natur sind.

Aufgrund dieser Symptome wurde und wird teilweise noch immer eine Beziehung zur Schizophrenie diskutiert, wobei man aber tendenziell davon ausgeht, dass es sich wohl doch um eine Persönlichkeitsstörung handelt.

3.2.10 Antisoziale Persönlichkeit

Hier dominiert ein antisoziales Verhalten, wodurch die Betreffenden häufig mit der Gesellschaft und dem Gesetz in Konflikt kommen. Selbstsüchtigkeit und Gefühllosigkeit kombinieren sich mit Impulsivität sowie nur gering ausgeprägten Schuldgefühlen. Die Frustrationstoleranz ist eher gering. Von dieser Persönlichkeitsstörung sind Männer weitaus häufiger betroffen als Frauen.

Therapie

Bei allen Persönlichkeitsstörungen ist **Psychotherapie das Mittel erster Wahl**, wobei die Aussicht auf Erfolg erfahrungsgemäß eher gering ist. Häufig geht es um die Bearbeitung aktueller Lebensschwierigkeiten.

- ▶ Naturheilkundlich:
  Insbesondere die homöopathische Therapie wird ausführlich bei M. Gaisbauer beschrieben (s. Literaturverzeichnis).

3.3 Neurotische Erkrankungen und Belastungsstörungen

Auch hier geht man davon aus, dass sowohl genetische als auch Umweltfaktoren bei der Entwicklung von neurotischen Erkrankungen und Belastungsstörungen eine Rolle spielen, wobei der Schwerpunkt jedoch mehr auf den Umweltfaktoren liegt.

3.3.1 Agoraphobie

Die Agoraphobie wird heute im Allgemeinen weiter gefasst als in früheren Jahren. Die Angst bezieht sich nun nicht nur auf **weiträumige Plätze**, sondern beispielsweise auch auf **Menschenmengen**. Die Betroffenen haben in diesen Situationen die Angst, zu kollabieren oder in Ohnmacht zu fallen, wobei sie sich der Irrationalität dieser Befürchtung durchaus bewusst sind. Das resultierende Vermeidungsverhalten kann dann so ausgeprägt sein, dass die Patienten sich kaum noch trauen, ihre häusliche Umgebung zu verlassen.

3.3.2 Angst- und Panikattacken

Hierbei kommt es, situationsgebunden, aber auch häufig situationsungebunden, zu **attackenartig** auftretenden, schweren **Angst- und Panikgefühlen**, die mit einer vegetativen Begleitsymptomatik verbunden sind. Diese besteht in

- Schweißausbrüchen
- Herzrasen
- Schwindel
- Erstickungsgefühlen bzw. Hyperventilation.

3.3.3 Zwangskrankheit

Bei der Zwangskrankheit treten die Symptome meistens in Form von Zwangsgedanken oder Zwangshandlungen auf. Bei den **Zwangsgedanken** handelt es sich um immer wiederkehrende Gedanken, die sich dem Patienten quasi automatisch ins Bewusstsein drängen und somit als äußerst störend erlebt werden. Inhaltlich sind diese Gedanken häufig gewalttätig oder obszön.
Bei den **Zwangshandlungen** kommt es zu immer wiederkehrendem, stereotyp verrichtetem Verhalten, welches von den Betroffenen ebenfalls als unsinnig erlebt wird, ohne dass der Patient von sich aus Verhaltensänderungen entwickeln kann.

Bei den vorher genannten Erkrankungen kommen sowohl psychotherapeutische als auch psychopharmakologische (Antidepressiva, die in den Serotoninstoffwechsel eingreifen) Verfahren zur Anwendung, dies meist in kombinierter Form.

3.3.4 Akute Belastungsreaktion

Wie der Name schon sagt, kommt es in Folge eines überwältigenden, traumatischen Erlebnisses (Verlust mehrerer nahestehender Bezugspersonen, Hausbrand, etc.) zu einer Bewusstseinseinengung in Verbindung mit Desorientiertheit sowie einem möglichen Unruhezustand bzw. Überaktivität. Vegetativ begleitend sind Herzrasen und profuse Schweißausbrüche.

▶ Wichtig ist, dass diese Symptomatik zeitlich (meist wenige Minuten) an das auslösende Ereignis gebunden sein muss.

Jedoch spielt die individuelle Disposition auch eine Rolle, da nicht alle Menschen, die einem solchen Ereignis ausgesetzt sind, diese Form der Symptome entwickeln.
Ein kurzer stationärer Aufenthalt kann manchmal notwendig sein, eine weitergehende Therapie wird jedoch meistens nicht indiziert sein.

3.3.5 Posttraumatische Belastungsstörung

Die posttraumatische Belastungsstörung tritt in der Folge eines äußerst schweren Erlebnisses auf, welches bei nahezu jedem Menschen zu einer tiefen Verstörung führen würde. Es handelt sich hierbei beispielsweise um Naturkatastrophen, Kriegserlebnisse, Folterungen, Zeuge von Folterungen anderer Menschen, Zeuge eines gewaltsamen Todes, etc.

Nach einer Latenzzeit von einigen Wochen bis zu mehreren Monaten kommt es dann zu einem andauernden Gefühl des Betäubtseins, der Gleichgültigkeit sowie der Unfähigkeit, Freude zu empfinden. Die allgemeine Belastbarkeit ist deutlich herabgesetzt und es treten auch depressive Verstimmungen auf. Die betreffenden Personen erleben dann auch immer wieder bildhafte, plötzlich vor ihnen aufsteigende Szenen des traumatisierenden Erlebnisses (sogenannte *Flashbacks*). Diese können sowohl tagsüber als auch nachts im Rahmen von Träumen auftreten.

▶ Therapie der Wahl ist Psychotherapie.

3.3.6 Anpassungsstörungen

Hierbei treten depressive Symptome im Laufe einer als belastend empfundenen Lebensphase auf. Es kann sich hierbei bsplw. um berufliche Krisen, energieverzehrende Auseinandersetzungen am Arbeitsplatz, private Krisen (Trennung vom Lebenspartner) handeln.

Wichtig ist, dass für die Diagnosestellung der eindeutige Zusammenhang der depressiven Symptomatik mit den belastenden Lebensumständen nachgewiesen werden kann.

Auch hier können psychotherapeutische Verfahren hilfreich sein.

3.3.7 Anorexie und Bulimie

Bei der Anorexie („Pubertätsmagersucht") handelt es sich um eine Erkrankung die zwischen dem 12. und 23. Lebensjahr beginnt und von der weit überwiegend (95 %) Frauen betroffen sind. Leitsymptom ist ein deutliches Untergewicht (mind. 15 % unter dem Idealgewicht), welches durch Vermeiden hochkalorischer Speisen, Fasten, Abführmittel und körperliche Überaktivität erreicht wird. An somatischen Begleiterscheinungen finden sich häufig Obstipation, Amenorrhoe, Hypotonie sowie Bradykardie.

Psychodynamisch steht eine **Ablehnung der weiblichen Rolle** im Vordergrund. Viele Patientinnen sind prämorbid durch einen ausgeprägten Ehrgeiz charakterisiert.
Bei der Bulimie treten zu dem obigen Symptomkomplex zeitlich begrenzte „Fressanfälle" in Verbindung mit selbst provoziertem Erbrechen hinzu. Die Patientinnen sind häufig, aber nicht immer untergewichtig.

Therapie

Auch hier ist Psychotherapie ein wesentliches Element in der Behandlung, wobei unterstützend auch Psychopharmaka eingesetzt werden.

- Naturheilkundlich:
  Insbesondere die homöopathische Therapie wird ausführlich bei M. Gaisbauer beschrieben (s. Literaturverzeichnis).

3.4 Aufmerksamkeits-Defizit-Hyperaktivitäts-Syndrom (ADHS)

Nicht jede vermehrte motorische Unruhe im Kleinkindalter ist ein pathologisches Symptom. Es hat sich jedoch in den letzten Jahrzehnten gezeigt, dass es neben der physiologischen **Bewegungsunruhe** ein Störungsbild gibt, welches zunehmend als eigenständiges Krankheitsbild abgegrenzt wird. Die Unterscheidung, was als noch physiologisch anzusehen ist bzw. eindeutig als pathologisch gewertet werden muss, kann jedoch ausgesprochen schwierig sein.
Die Ursachen für ADHS sind komplexer Natur. Neben einer genetischen Komponente und hirnorganischen Schädigungen (z. B. nach Frühgeburt oder ZNS-Infektion) spielen sicherlich psychosoziale Probleme eine große Rolle, die häufig durch eine familiäre Belastungssituation gekennzeichnet sind.

- Neben der **Bewegungsunruhe** zeigen sich auch Entwicklungsstörungen hinsichtlich Sprachbildung und Sprachwahrnehmung. Ferner zeigen sich eine hohe Ablenkbarkeit, fehlende Impulskontrolle, verminderte Frustrationstoleranz, Kontaktschwäche, vermehrte Reizbarkeit und das Unvermögen, Wesentliches vom Unwesentlichen zu unterscheiden.

Differenzialdiagnostisch müssen neben einer Normvariante hirnorganische Erkrankungen abgegrenzt werden (Epilepsie, Nebenwirkungen von Medikamenten, zerebrale Fehlbildungen, usw.). Zudem sollte nicht außer Acht gelassen werden, dass manche Kinder, bei denen ADHS diagnostiziert wurde, die Bewegungsunruhe benutzen, um auf ihre ungünstige Familiensituation hinzuweisen.
Entsprechend der multidimensionalen Entstehung existiert auch keine monokausale Therapie des ADHS. Neben verhaltenstherapeutischen Maßnahmen, Entspannungsübungen oder bestimmten Sportarten kommen auch Amphetaminderivate wie Methylphenidat zur Anwendung. Diese Medikamente sind gegenwärtig recht umstritten. Andererseits kommt es jedoch zu teilweise dramatischen Besserungen. Man stellt sich vor, dass die durch diese Medikamente erhöhte Vigilanz zu einer selektiveren Aufmerksamkeit führt.

3.5 Suchterkrankungen

Rund ein Viertel aller Behinderungen und Todesfälle geht auf den Konsum von Alkohol und Nikotin zurück.

- Zwischen 30 bis 40 % der Aufnahmen in den psychiatrischen Kliniken sind Patienten mit Suchtdiagnosen.

5 Mio. Menschen betreiben in Deutschland einen riskanten Alkoholkonsum und müssen mit gesundheitlichen Konsequenzen rechnen. Etwa 2,3 Mio. fallen in die diagnostische Kategorie „schädlicher Gebrauch". Von weiteren 1,8 Mio. Alkoholabhängigen nehmen jährlich rund 2 % eine stationäre Entwöhnungsbehandlung wahr. 4 bis 6 % durchlaufen stationäre Entgiftungen in psychiatrischen Krankenhäusern. Etwa 25 % befinden sich mindestens einmal in einer internistischen oder chirurgischen Abteilung von Allgemeinkrankenhäusern. Mehr als 80 % haben wenigstens einmal im Jahr Kontakt mit ihrem Hausarzt.

Die Entwicklung einer Suchterkrankung ist ein multifaktorielles Geschehen. Es spielen Persönlichkeitsfaktoren eine Rolle, neurotische Fehlentwicklungen, aber auch biologische bzw. genetische Faktoren. Wie bei kaum einer anderen psychiatrischen Erkrankung spielen dabei sozio-ökonomische Faktoren eine entscheidende Rolle.

Es hat noch nie eine „drogenfreie" Gesellschaft existiert. Natürlich hat es auch suchtkranke Menschen schon immer gegeben, aber die Massenhaftigkeit gibt es erst seit 120 Jahren.

Ein historischer Hinweis:
Als um die Mitte des 19. Jahrhunderts die ersten „modernen" ökonomischen Konjunkturkrisen (Überproduktionskrisen) das sich industrialierende Europa erfassten, kamen Großgrundbesitzer auf die geniale Idee, ihr überflüssiges Getreide, auf dem sie sitzen blieben, vermehrt zu Schnaps zu verarbeiten. Damit kamen sie über die Absatzkrise hinweg, etablierten einen neuen Markt, indem sie systematisch größere Griffnähe herstellten, „trösteten" die verelendeten, arbeitslosen Massen und trugen durch deren Betäubung und Ablenkung von ihren wirklichen Schmerzen und Problemen und durch Weckung von künstlichen Bedürfnissen zur „Ruhe im Land" und zur Anpassung geradezu körperlich-durchgreifend bei.
Dieses Prinzip gilt bis heute in allen industrialisierungs- und wachstumsorientierten Volkswirtschaften (Dörner, „Irren ist menschlich").

Sucht ist aber keineswegs immer an eine Substanz gebunden. Man unterscheidet stoffgebundene von nichtstoffgebundenen Suchterkrankungen, wie beispielsweise der Glücksspielsucht. Prinzipiell kann aber jede menschliche Verhaltensweise (z. B. Arbeit, Sexualität, etc.) in eine Suchterkrankung einmünden.

Auslösend sind häufig unbewältigte Lebensschwierigkeiten, Sinnentleerung oder das übersteigerte Bedürfnis nach Harmonisierung.

Ein wichtiges Kriterium aller Suchterkrankungen ist die sogenannten Toleranzsteigung, das heißt es kommt im Verlaufe der Erkrankung zu einer zunehmenden Gewöhnung des Organismus an die Substanz, so dass immer größere Mengen erforderlich werden, um die gewünschte Wirkung zu erreichen.

3.5.1 Alkohol

Alkoholische Getränke haben eine Jahrtausende alte Tradition. In geringer Menge wirkt Alkohol bei den meisten Menschen anregend und stimmungssteigernd. In höheren Dosierungen kommt es dann zu einem zunehmenden schlaffördernden Effekt, wobei jedoch in Abhängigkeit von der Situation auch Gereiztheit, Aggressionen und Gewaltausbrüche vorkommen können.

- Bei einem Promillegehalt im Blut von **über 4,5** kann es sogar zum **Koma mit Lebensgefahr** kommen.

Diagnostische Leitlinien für einen chronischen Alkoholismus sind:

- starker Wunsch oder Zwang, Alkohol zu konsumieren
- verminderte Kontrollfähigkeit bezüglich des Beginns, der Beendigung und der Menge des Konsums
- das Auftreten eines körperlichen Entzugssyndroms (z. B. Zittrigkeit, Schweißausbrüche, Herzrasen, innere Unruhe, Schlafstörungen etc.)
- Nachweis einer Toleranz
- zunehmende Vernachlässigung anderer Lebensaktivitäten zu Gunsten des Konsums von Alkohol
- trotz nachweisbarer eindeutiger körperlicher, sozialer oder psychischer Folgen wird der Alkoholkonsum fortgesetzt.

3.5.1.1 Einteilung des Alkoholismus

- **Alpha-Alkoholismus**:
  Hier besteht ein deutlich erhöhter Alkoholkonsum im engen zeitlichen Zusammenhang mit Konflikten und Lebensschwierigkeiten. Der Betreffende versucht dann, durch das Trinken Abstand von diesen Konflikten zu bekommen.

- **Beta-Alkoholismus**:
  Dies bezeichnet einen deutlich erhöhten Alkoholkonsum in festen zeitlichen Abständen, z. B. an Wochenenden.

- **Gamma-Alkoholismus**:
  Hier tritt der Kontrollverlust ganz in den Vordergrund des Trinkens. Bei einmal begonnenem Trinken wird bis zur Bewusstlosigkeit weiter getrunken. Abstinenzphasen sind jedoch noch durchaus möglich!

- **Delta-Alkoholismus**:
  Hier ist es genau umgekehrt. Die Fähigkeit zur Abstinenz ist erloschen, der Konsum kann aber sehr wohl kontrolliert werden. Häufig am Tag werden kleine Mengen Alkohol getrunken

(„rauschhafte Dauerimprägnierung mit Alkohol").

▶ **Epsilon-Alkoholismus**:
Hierbei kommt es zu periodischen, meist über einige Tage anhaltenden Alkoholexzessen („Quartalssäufer").

Wird ein über längere Zeit massiv erhöhter Alkoholkonsum abrupt beendet, kommt es häufig zum Auftreten eines Delirium tremens. Dies ist charakterisiert durch eine allgemeine Schreckhaftigkeit, vegetative Begleitsymptome in Form von Herzrasen, Schweißausbrüchen, situativen Verkennungen, optischen Halluzinationen und Desorientiertheit. Ein Delirium tremens bedarf einer sofortigen stationären Einweisung und Therapie. Therapie der Wahl ist die Gabe von Clomethiazol (Distraneurin).

Ebenfalls kann es bei der Unterbrechung von längerem, massiv erhöhtem Alkoholkonsum zu Grand mal-Anfällen kommen, die man dann **Entzugsanfälle** nennt.

Ein pathologischer Rausch entsteht bei einem langjährigen chronischen Alkoholismus, wo zusätzlich eine zerebrale Schädigung besteht, die nicht unbedingt durch den Alkohol verursacht sein muss. Charakteristisch ist ein Symptomkomplex von Situationsverkennungen, Halluzinationen und Desorientiertheit nach relativ geringer Alkoholmenge, wo massive Gewalttätigkeiten auftreten können. Für den Zeitraum der Symptomatik besteht eine komplette Amnesie.

Hinweis:
Als **risikoarmer Alkoholkonsum** gelten für Männer täglich ca. 30 bis 40 Gramm reiner Alkohol, für Frauen täglich höchstens 20 Gramm reiner Alkohol. 20 Gramm Alkohol entspricht etwa zwei Gläsern Bier à 0,2 Liter.

▶ **Alkoholfolgeschäden:**
- **Chronische Schleimhautentzündung von Magen und Duodenum**
- **Fettleber**
- **Leberzirrhose**
- **Polyneuropathie**
- **Hirnatrophie**

um nur die häufigsten zu nennen.

Diese können auch auftreten, ohne das ein chronischer Alkoholismus vorliegt. Dies bezeichnet man dann als **schädlichen Alkoholkonsum** ohne Abhängigkeitsentwicklung.

In den Frühstadien des chronischen Alkoholismus reichen meist ambulante Maßnahmen und motivierende Gespräche aus. Bei einem langjährig bestehenden chronischen Alkoholismus ist eine stationäre Entgiftung mit anschließender Entwöhnungstherapie nicht zu umgehen.

3.5.2 Tabak/Nikotin

Als Tabak bezeichnet man die aufbereiteten Blätter der Tabakpflanze. Die hauptsächliche Wirksubstanz ist das Nikotin, das sowohl beruhigende wie auch anregende Effekte besitzt. Das Abhängigkeitspotential ist stark!

Beim ungewohnten Tabakkonsum können Übelkeit, Erbrechen und Schwindel ganz im Vordergrund stehen. Bei häufigerem Konsum treten jedoch die positiven Effekte wie gesteigerte Aufmerksamkeit, Beruhigung in Stresssituationen, etc. zunehmend hervor.

Hierfür ist in erster Linie das Nikotin verantwortlich, während die Folgeschäden durch die Begleitstoffe im Tabak verursacht werden.

Folgeschäden:
- Arteriosklerose
- koronare Herzkrankheit
- chronische Bronchitis
- Bronchialkarzinome

sowie weitere maligne Erkrankungen.

3.5.3 Benzodiazepine

Benzodiazepine sind Arzneimittel, die angstlösend und schlaffördernd wirken. Eingesetzt werden sie zur kurzfristigen Behandlung von krankhaften Angstzuständen, Phobien, Erregungszuständen und Krampfanfällen. Ferner zur Narkoseeinleitung.

Das Abhängigkeitspotential ist beträchtlich. Dementsprechend benötigen Entgiftungstherapien einer langjährigen Benzodiazepinabhängigkeit zum Teil mehrere Monate Zeit.

Folgeschäden:
- Muskelschwäche
- Impotenz
- verminderte Leistungsfähigkeit.

3.5.4 Kokain

Kokain ist ein weißes, kristallartiges Pulver, welches aus den Blättern des Kokastrauches gewonnen wird. Der Produktname Coca-Cola hat tatsächlich etwas mit Kokain zu tun: Bis 1903 enthielt 1 Liter Coca-Cola etwa 250 mg Kokain.

Kokain hat einen ausgesprochen stimulierenden und aufputschenden Effekt. Es führt zu einer zeitlich begrenzten Leistungssteigerung und erhöhten körperlichen Belastbarkeit. Das Hungergefühl wird gedämpft, das Schlafbedürfnis erlischt und zusätzlich treten euphorische Gefühle auf.

Ferner kommt es zu einer kurzfristigen Potenzsteigerung, die sich bei fortgesetztem Konsum jedoch in sexuelles Desinteresse umwandelt.
Ein besonderes Risiko ist die sich rasch einstellende psychische Abhängigkeit.

Folgeschäden:
- Chronische Nasenschleimhautentzündung
- Depressionen
- paranoide Wahnvorstellungen.

3.5.5 Heroin

Heroin ist ein aus dem Schlafmohn gewonnenes Pulver. Heroin löst zugleich betäubende und euphorisierende Gefühle aus und besitzt ebenfalls ein ausgeprägtes Suchtpotential.
Folgeschäden:
Lokale Infektionen und Abszesse durch verunreinigte Nadeln, in diesem Zusammenhang häufig auftretende Hepatitis-B und -C Fälle, epileptische Anfälle, ausgeprägte soziale Folgeschäden.

3.5.6 Amphetamine/Ecstasy

Amphetamine haben je nach ihrer Molekülstruktur eine aufputschende und/oder halluzinogene Wirkung. Aufgrund ihrer **schlafverhindernden Wirkung** wurden sie von Soldaten im 2. Weltkrieg konsumiert.

Es können Euphorie, Rededrang, sowie Minderung von Hunger- und Durstgefühlen auftreten. Die Bedrohlichkeit des akuten Ecstasy-Konsums liegt in erster Linie in den Begleiterscheinungen bei ausgeprägter körperlicher Aktivität, beispielsweise im Rahmen von Tanzveranstaltungen. Durch Überhitzung und Austrocknung kann es rasch zu einem Kollaps kommen.

Folgeschäden:
Die Folgeschäden von Ecstasy sind noch nicht exakt untersucht, man nimmt jedoch Schädigungen von Nervenzellen an, die für den Serotonin-Stoffwechsel zuständig sind. Wortfindungs- und Gedächtnisstörungen werden diskutiert.

3.5.7 Cannabis

Cannabis wird konsumiert in Form von Haschisch oder Marihuana. Hauptwirkstoff ist das Tetrahydrocannabinol. Die Effekte beim Konsum von Cannabis sind ausgesprochen abhängig von den bereits vorhandenen Gefühlen und Stimmungen. Diese werden meist durch den Konsum verstärkt.

Folgeschäden:
Zusätzlich zu den bei Tabak/Nikotin aufgeführten Folgeschäden kann es auch zu **Psychosen mit Halluzinationen** kommen, die wie eine Schizophrenie auftreten können.

Therapie der Suchterkrankungen

Die Therapie gestaltet sich oft langwierig und von Rückfällen gekennzeichnet. Ein therapeutischer Nihilismus ist jedoch keinesfalls gerechtfertigt! Am Anfang steht meist eine **stationäre Entgiftungstherapie** zur Überwachung der körperlichen Entzugssymptomatik in Abhängigkeit von der jeweiligen Substanz. Daran schließt sich meistens eine **längerfristige Entwöhnungstherapie** an, wo Strategien und Bewältigungsmechanis-

men für ein drogenfreies Leben gelernt werden soll. Es kommen in erster Linie **verhaltenstherapeutische Verfahren** zum Zuge. Rein psychoanalytische Verfahren haben sich als wenig erfolgreich erwiesen.
Beginnende oder leichtere Verläufe der Suchterkrankungen können aber auch durchaus ambulant behandelt werden.

- Naturheilkundlich:
  Eine etablierte naturheilkundliche Therapie existiert gegenwärtig nicht.

3.6 Suizidalität

Unter Suizid (Selbsttötung) versteht man die absichtliche Selbstschädigung mit tödlichem Ausgang.
Unter **Suizidversuch** versteht man die absichtliche Selbstschädigung mit dem Ziel und, im weiteren Sinne, mit der Möglichkeit des tödlichen Ausgangs.
Als **Parasuizid** wird eine Handlung mit nicht tödlichem Ausgang definiert, bei der ein Mensch sich absichtlich Verletzungen zufügt oder ein Medikament/Droge außerhalb des allgemein anerkannten Dosisbereichs einnimmt.
Die Suizidrate ist in Städten höher als auf dem Land. Männer haben eine höhere Suizidrate als Frauen. Die Parasuizidrate ist etwa zehn Mal so hoch wie die Suizidrate und es besteht eine hohe Dunkelziffer.
Suizidalität ist ein multifaktoriell bedingtes Verhalten, bei dem neben Krankheitsfaktoren (z. B. Depression) psychosoziale Faktoren (z. B. Partnerverlust) eine große Rolle spielen. Suizidalität aus freier Willensentscheidung muss aus ärztlicher Sicht sehr kritisch gesehen werden, da sich dahinter oft psychopathologische Phänomene verbergen. Häufig kommt es zu einer Kombination verschiedener Risikofaktoren, z. B. Alter, Vereinsamung und Depression.

- **Psychische Erkrankungen spielen bei Suiziden und Suizidversuchen eine wichtige ursächliche Rolle.**

Etwa ein Drittel aller Suizide beruht auf einer **endogenen Psychose**. Bei den Suizidversuchen ist der Anteil der endogenen Psychosen geringer. Hier stehen **psychogene Störungen** ganz im Vordergrund (reaktive Depression nach Verlusterlebnissen).

Wichtige individuelle Risikofaktoren:
Psychische und chronische körperliche Erkrankungen, frühere Suizidversuche, Vereinsamung, belastende Lebensereignisse, Suizid/Suizidversuche im Umfeld, Alters- und Geschlechtsfaktoren.

- **Situative Belastungen sind häufig Auslöser für das suizidale Geschehen.** Die subjektive Bedeutung des Ereignisses ist dabei oft wichtiger als die objektive.
- **Kränkungs- und Verlusterlebnisse spielen eine besondere Rolle**.

Neue Untersuchungen weisen auf die Bedeutung biologischer Faktoren der Suizidalität hin, z. B. auf eine Erniedrigung von Hydroxyindolessigsäure, dem Hauptmetaboliten des Serotonins im ZNS.
Suizidhandlungen werden oft kurzschlussartig durchgeführt; häufig besteht jedoch eine länger dauernde Entwicklung/Planung. Die Entwicklung vor dem suizidalen Geschehen ist oft durch eine längere Phase der Ambivalenz gekennzeichnet. Die Richtung der weiteren Entwicklung hängt von vielen Einflussfaktoren ab. Therapeutische Interventionen können sinnvoll in diese Entwicklung eingreifen.
Der **erweiterte Suizid** ist durch mit Einbeziehung anderer Personen in das eigene suizidale Geschehen definiert, ohne dass diese Person in den Entscheidungsprozess einbezogen wird (z. B. wenn eine depressive Mutter ihren Säugling mit in den Tod nimmt).
Patienten in einer suizidalen Krise bzw. nach Suizidversuch bedürfen einer intensiven Betreuung, um die Ursachen der Suizidalität anzugehen. Durch stützende **Psychotherapie** muss versucht werden, eine Abreaktion der emotionalen Spannung zu erreichen. Auch sollte durch die Therapie dem Patienten Selbstvertrauen zur Lösung seiner Probleme gegeben werden. In einer suizidalen Krise kann die Betreuung durch niedergelassene Ärzte bzw. Psychotherapeuten und Psychosoziale Beratungsstellen erfolgen. Liegt allerdings eine psychiatrische Erkrankung oder eine nicht beherrschbare Suizidalität vor, muss stationär psychiatrisch behandelt werden. Medikamentös können sedierende und angstlösende Psychopharmaka zur aktuellen Entlastung bei Schlafstörungen, Unruhe, Angst und vegetativen Störungen indiziert sein (aus: Möller, Laux, Deister: Psychiatrie, 1995).

4. Fragenkatalog

1. Das zerfahrene Denken
a) ist das typische Denken des Schizophrenen
b) ist sicher vom ideenflüchtigen Denken abzugrenzen
c) ist das typische Denken des Manikers
d) ist das typische Denken des Hysterikers
e) ist für den Außenstehenden gut verständlich und nachvollziehbar

2. Leitsymptome des Delirs sind
a) Desorientiertheit
b) Fieber
c) optische Halluzinationen mit szenischem Charakter
d) Tachykardie
e) Bewusstseinsveränderungen

3. Die Schizophrenie ist
a) eine Erkrankung, die gehäuft zwischen dem 50. und 60. Lebensjahr auftritt
b) eine Erkrankung, die gehäuft zwischen dem 20. und 30. Lebensjahr auftritt
c) eine Erkrankung, die meistens eine schlechte Prognose hat
d) eine Erkrankung, die durch unterschiedliche Verläufe gekennzeichnet ist
e) eine Erkrankung, die heute in den meisten Fällen gut behandelbar ist

4. Welches sind die Kardinalsymptome für eine Schizophrenie?
a) Stimmen hören
b) Wahn
c) Gedankeneingebung
d) Gedankenentzug
e) Gedankenausbreitung

5. Eine wesentliche Therapiemaßnahme der Schizophrenie ist/sind
a) analytische Psychotherapie
b) Verhaltenstherapie
c) Psychodrama
d) Neuroleptika
e) Benzodiazepine

6. Folgende Symptome sind charakteristisch für die Manie
a) Antriebssteigerung
b) zerfahrenes Denken
c) euphorische Stimmungslage
d) Größenwahn
e) Ideenflucht

7. Bei hysterischen Persönlichkeiten
a) liegt häufig ein Hang zum Perfektionismus vor
b) kommt es gehäuft zu exzentrischen Verhaltensweisen
c) sind depressive Verstimmungen eher selten
d) ist der Anteil an Männern besonders hoch
e) ist der Anteil an Frauen besonders hoch

8. Leitsymptome des chronischen Alkoholismus sind
a) Dauer und Menge des täglichen Alkoholkonsums
b) der Nachweis von Alkoholfolgeschäden
c) Kontrollverlust
d) pathologischer Rausch
e) Toleranzentwicklung gegenüber Alkohol

9. Paranoide Ideen und Verfolgungswahn werden häufig beobachtet bei einem Missbrauch von
a) Benzodiazepinen
b) Alkohol
c) Kaffee
d) Nikotin
e) Kokain

10. Eine posttraumatische Belastungsstörung ist
a) eine Form der Schizophrenie
b) eine Form der endogenen Depression
c) eine abnorme Erlebnisvariante
d) eine exogene Psychose
e) keines der genannten Beispiele

11. Eine Boderline-Persönlichkeit ist
a) ausgesprochen konstant in den zwischenmenschlichen Beziehungen
b) gekennzeichnet durch hohen Ehrgeiz
c) eine allgemein anerkannte Untergruppe der Schizophrenie
d) gut vereinbar mit phasenweise psychotischen Symptomen
e) am ehesten eine Persönlichkeitsstörung

12. Ein Größenwahn tritt typischerweise auf
a) bei der Schizophrenie
b) bei einer Depression
c) bei anankastischen Persönlichkeiten
d) im Rahmen eines Schädel-Hirn-Traumas
e) bei einer Manie

13. Zur Phasenprophylaxe der Zyklothymie hat sich bewährt
a) Neuroleptika
b) Benzodiazepine
c) Sedativa
d) Lithium
e) Johanniskraut

14. Angst- und Panikattacken
a) betreffen erheblich mehr Frauen als Männer
b) haben meist eine ausgeprägte vegetative Begleitsymptomatik
c) sind führendes Symptom der endogenen Depression
d) treten meist akut auf
e) treten ausschließlich situationsgebunden auf

15. Eine häufige Nebenwirkung der typischen Neuroleptika ist
a) Übelkeit/Erbrechen
b) allergische Reaktionen
c) Erregungszustände
d) Haarausfall
e) Akinese

16. Die häufigste Schizophrenieform ist die
a) katatone Schizophrenie
b) hebephrene Schizophrenie
c) zoenästhetische Schizophrenie
d) paranoid-halluzinatorische Schizophrenie
e) akute psychotische Episode

Lösungen

1. a
2. a, c, d, e
3. b, d, e
4. a, c, d, e
5. d
6. a, c, d, e
7. b, c, e
8. c, e
9. e
10. c
11. d, e
12. e
13. d
14. a, b, d
15. e
16. d

5. Fallbeispiele

5.1 Endogene Depression einer 48-jährigen Mutter

Eine 48-jährige Mutter zweier Kinder betritt zögernd mit mattem Gang das Sprechzimmer. Ihre Mimik ist ernst, von der Umgebung unberührt. Stockend und mühsam berichtet sie: Sie fühle sich stimmungsmäßig leer, wie versteinert, sie empfinde nichts mehr, nicht einmal mehr Traurigkeit. Es fehle ihr Kraft und Antrieb, auch nur das Nötigste im Haushalt zu tun, obwohl sie ständig dagegen anzukämpfen versuche. Obwohl sie unendlich müde sei, habe sie seit Wochen nicht mehr durchgeschlafen, die frühen Morgenstunden brächten die schlimmsten, grauenvollsten Stunden ihres Lebens mit sich: Erwacht aus qualvollen Angstträumen beschleiche sie entsetzliche Furcht vor dem langen, langen Tag mit seinen unendlichen Minuten, in denen sich alles nur noch zum Schlimmeren wenden würde. Das Aufstehen, das Heben der Beine aus dem Bett, bedeute eine Qual für sie. Obwohl sie körperlich gesund sei, fühle sie sich wie abgeschlagen, sei appetitlos, verspüre einen Druck über der Brust und im Kopf, die Kehle sei wie zugeschnürt. Das Denken trete auf der Stelle, sie könne kaum noch Zeitung lesen, habe an nichts mehr Interesse, falle ins Grübeln über Vergangenes. Sie habe das Gefühl, überflüssig zu sein, sie sei für ihre Familie nur noch Ballast. Die Besorgtheit der Angehörigen mache alles noch schlimmer, weil sie sich deshalb immer mehr Schuldgefühle wegen ihres Versagens machen müsse.

- Hier liegt das klassische Bild einer endogenen Depression vor. Unter einer Therapie mit einem Antidepressivum kann es innerhalb von vier Wochen zu einer vollständigen Remission der Krankheit kommen
(Aus: Möller, Laux, Deister: Psychiatrie, 1995).

5.2 Paranoid-halluzinatorische Schizophrenie eines 21-jährigen Mannes

Ein 21-jähriger Mann erscheint zur Sprechstunde und berichtet, dass er schon seit Monaten innerlich unruhig sei und unter Schlafstörungen leide. Hierfür finde er keinen Grund, insbesondere da es weder beruflich noch privat Probleme gebe. Zusätzlich irritiere ihn seit einigen Wochen, dass fremde Leute auf der Straße ihn beobachten würden. Es könnte schon sein, dass er da etwas überinterpretiere, aber er sei sich ziemlich sicher. Das Telefon werde überwacht und manchmal höre er Stimmen, obwohl keine Leute anwesend seien. Diese Stimmen würden sein Handeln kommentieren und unsinnige Befehle erteilen. Für das alles habe er keine Erklärung und er fühle sich hierdurch deutlich beeinträchtigt. Als neulich während eines Restaurantbesuches eine Gesellschaft am Nebentisch über einen Witz gelacht habe, so sei dies natürlich nur ein Vorwand gewesen. Tatsächlich habe man über ihn gelacht. Beim Bezahlen habe er dann den Eindruck gehabt, dass der Kellner seine Gedanken lesen könne.
Es handelt sich hier um die typische Symptomatik einer paranoid-halluzinatorischen Schizophrenie (akustische Halluzinationen in Form von kommentierenden und imperativen Stimmen, Gedankenausbreitung, Wahnwahrnehmung, paranoide Ideen). Durch eine rein psychotherapeutische Vorgehensweise wird sich eine Symptomreduktion kaum erreichen lassen.

- Dringend indiziert ist hier die Gabe einer neuroleptischen Medikation, worunter die Symptomatik mit großer Wahrscheinlichkeit innerhalb weniger Tage bis Wochen komplett rückläufig sein kann.

5.3 50-jährige Hausfrau leidet an Zwangssymptomen

Eine 50-jährige Hausfrau berichtet, ihre Beschwerden hätten einige Monate zuvor mit einer anfallsartigen Angst begonnen. Vor etwa vier Wochen seien plötzlich Zwänge aufgetreten, die die Ängste fast vollständig abgelöst hätten. Sie müsse ständig Dinge in einer gewissen Weise tun, sonst habe sie die Befürchtung, dass ihr etwas passieren könne. Beispiele dafür seien z. B. das Putzen eines Tisches in einer bestimmten Weise (4-mal nach rechts abwischen, dann den Staublappen ausschütteln, dann 4-mal nach links wischen), das

Nichtbetreten von Pflastersteinen auf der Straße, die Haare 50-mal nach vorne zu kämmen, den Wasserhahn in einer bestimmten Art auf- und wieder zuzudrehen und vieles andere mehr. Die Zwangssymptome würden ihren gesamten Tagesablauf bestimmen. Sie könne nicht mehr kreativ sein. Sie komme zu nichts mehr, mache sich wegen der unsinnigen Handlungen Vorwürfe, könne diesen aber kaum Widerstand leisten.
Bis vor vier Wochen habe sie keine Zwangsphänomene gekannt. Von der Persönlichkeit her sei sie zwar schon immer äußerst korrekt und penibel gewesen, würde auch eher zu Ängstlichkeit neigen. Zugleich sei sie jedoch offen, extrovertiert, habe viele Interessen und zahlreiche Bekannte. Sie könne sich das plötzliche Auftreten solcher Symptome eigentlich nicht recht erklären. Am Tage vor dem Auftreten der Zwangssymptomatik habe jedoch ein Bekannter von ihr einen Schlaganfall erlitten. Sie habe sofort befürchtet, dass ihr so etwas auch passieren könne und dass sie eventuell daran sterben würde.
Die umfangreiche körperliche und neurologische diagnostische Abklärung ergab keinerlei auffälligen Befund. Die Patientin wurde zunächst stationär aufgenommen und kombiniert psychopharmakologisch und verhaltenstherapeutisch behandelt. Die Patientin zeigte sich dabei nach anfänglichen Schwierigkeiten kooperativ. In therapeutischen Einzelgesprächen ergaben sich Hinweise auf Schwierigkeiten im Umgang mit den eigenen aggressiven Tendenzen sowie Unsicherheiten auf eigene Ansprüche und Bedürfnisse.

- Unter dieser Therapie gingen nach etwa 5 Wochen die Zwangssymptome deutlich zurück, so dass die Patientin nach Hause entlassen werden konnte. Die antidepressive Behandlung sowie die Verhaltenstherapie wurde ambulant fortgesetzt
(Aus: Möller, Laux, Deister: Psychiatrie, 1995).

5.4 Typisches Alkoholentzugsdelir mit anfänglichen Grand mal-Anfällen

Ein 45-jähriger, untersetzter, athletisch gebauter polnischer Metzgermeister wurde zur Abklärung eines unklaren Anfallsleidens stationär aufgenommen. Am 3. Tag wurde er nachmittags auffällig mit einer zunehmenden Unruhe und verbal aggressiv gegenüber Pflegepersonal und Mitpatienten. Unter dem Verdacht einer Alkoholentzugssymptomatik wurde eine Therapie mit *Clomethiazol (Distraneurin)* begonnen. Abends kam es dann zu ersten handgreiflichen Auseinandersetzungen mit Mitpatienten. Der Patient konnte nur von fünf Pflegern und Mitpatienten gehalten werden. Er hatte massive Angst, man wolle ihm etwas tun, ihn mit Nadeln verletzen. Er schwitzte massiv, war tachykard. Nachdem er auf die geschlossene Station gebracht wurde, begann er Kriegsszenen zu halluzinieren, wähnte sich im Schützengraben, sah Angreifer mit Gewehren. Medikamente nahm er nur an, wenn sie ihm von dem Arzt, zu dem er Vertrauen hatte, persönlich verabreicht wurden, ansonsten hatte er Angst, vergiftet zu werden. Nach einer unvorsichtigen Handlung des Pflegepersonals kam es erneut zu einem körperlichen Angriff. Unter hochdosierter *Haloperidol (Haldol)* und oraler Clomethiazol (Distraneurin)-Therapie beruhigte er sich und konnte stundenweise schlafen. Am nächsten Morgen konnte er sich, durch die Medikamente beeinträchtigt, kaum noch auf den Beinen halten, trotzdem waren jetzt erneut sechs Pfleger notwendig, um ihn ans Bett zu binden, da er wieder aggressiv gegen die neue Pflegemannschaft wurde.

Diagnose: Alkoholentzugsdelir mit anfänglichen Grand mal-Anfällen.

Konklusio: Dies ist ein für die Praxis typischer Fall, die Symptomatik nimmt bei adäquater Behandlung meist nicht solche extreme Ausmaße an. Hier ist besonders wichtig, dass man die Behandlung früh genug und mit einer in der Wirkung ausreichenden Dosierung beginnt. Falls die normale orale Dosis von *Clomethiazol* nicht ausreicht, kann unter intensivmedizinischen Bedingungen (**Vorsicht vor Atemdepression**) eine intravenöse Therapie durchgeführt werden (aus: Möller, Laux, Deister: Psychiatrie, 1995).

5.5 Manie und Größenideen eines 35-jährigen Kaufmanns

Ein 35-jähriger Kaufmann wird von seiner Ehefrau in die Sprechstunde gebracht. Er selber fühle sich gar nicht krank, er sei nur auf Drängen seiner Ehefrau mitgekommen. Er fühle sich im Gegenteil

„top fit". Er brauche kaum noch Schlaf, sei aber deswegen nicht müde. Von der Ehefrau wird nun ergänzt, dass er die Nacht zum Tage mache und es in seiner Firma, wo man jahrelang sehr zufrieden mit ihm gewesen sei, in letzter Zeit immer wieder zu Auseinandersetzungen mit Mitarbeitern und Vorgesetzten kommen würde. Hintergrund sei, dass er von der Genialität und Großartigkeit seiner Ideen völlig überzeugt sei. Kritik lehne er rundweg ab und er plane auch demnächst politisch aktiv zu werden, um den Staatshaushalt zu sanieren und dem Bundeskanzler „unter die Arme zu greifen". Dabei habe er sich selbst durch unsinnige Geldausgaben verschuldet. Der Patient wirft nun ein, dass die ihm vorgeworfenen Schulden lediglich eine Höhe von 80.000 Euro hätten und das schließlich „Peanuts" seien. Er sei immerhin ein „Finanzjongleur ungeahnten Ausmaßes" und könne jeden beliebigen Geldbetrag innerhalb weniger Tage vervielfachen. Die Schwarzseherei seiner Frau ginge ihm mächtig auf die Nerven, aber ansonsten sei er optimistisch und bester Laune. Seiner Ansicht nach wehe aber in der Wirtschaft ein eher zu laues Lüftchen, Kneipengänge lehne er jedoch ab.

An der Diagnose einer Manie werden bei der dargestellten Symptomkonstellation von Antriebssteigerung, gehobener Stimmungslage und Ideenflucht kaum Zweifel sein. Zusätzlich liegen Größenideen vor. Bei häufig völlig fehlender Krankheitseinsicht wird sich in dieser Situation eine Bereitschaft zur Behandlung kaum ergeben.

- Falls es zu eigen- oder fremdgefährdenden Situationen kommen sollte, wird sich eine Zwangseinweisung nicht umgehen lassen. Therapeutisch kommen initial Neuroleptika in Frage, im weiteren Verlauf zur Rezidivprophylaxe *Lithium* und/oder *Carbamazepin*.

5.6 Ein Fall für gesprächstherapeutische Behandlung eines Ehepaares

Die bei der Aufnahme in die Klinik 40-jährige Patientin wurde durch die neurologische Klinik überwiesen. Dort hatte sie sich wegen eines wiederholt aufgetretenen Schwächegefühles sowie einer Störung der Empfindlichkeit im linken Arm wie im linken Bein vorgestellt. Sie gab an, vor einigen Tagen habe sie einen nervlichen Zusammenbruch erlitten. Sie habe danach direkt bemerkt, dass ihre **linke Körperhälfte taub und kraftlos** geworden sei. Die Beschwerden hielten bis jetzt an. Die Untersuchung durch den Hausarzt und durch den Neurologen hätten jedoch keinen auffälligen Befund ergeben. Sie sei durch die Beschwerden völlig behindert, könne im Haushalt praktisch nichts mehr tun, sei auch nicht mehr in der Lage, ihrem Beruf nachzugehen. Außerdem klagte die Patientin über eine starke Lustlosigkeit.

Zur weiteren Vorgeschichte gab sie an, sie habe nach unauffälliger Kindheit die Hauptschule sowie die Handelsschule abgeschlossen, anschließend eine Lehre als Bankkauffrau begonnen, die sie jedoch vor Abschluss abgebrochen habe. Anschließend sei sie ein Jahr lang Lohnbuchhalterin gewesen. Sie habe dann ihren Ehemann kennen gelernt und habe wegen diesem ihren bisherigen Beruf aufgegeben und als Sekretärin gearbeitet. Sie und ihr Mann hätten keine Kinder, da ihr Mann zeugungsunfähig sei. Vor einigen Jahren hätten sie jedoch ihren Neffen zu sich genommen, der damals 13 Jahre alt gewesen sei. Dieser Neffe habe zu ihrem Mann ein sehr schlechtes Verhältnis gehabt. Lange Zeit habe sie sich als „zwischen zwei Stühlen sitzend" erlebt. Durch diese Situation sei es auch zu einer starken Belastung ihrer Ehe gekommen. Der Neffe sei schließlich wieder zurück zu seinen Eltern gegangen. Seit einigen Monaten habe ihr Mann eine Freundin. Die beiden würden jeden Samstag zusammen joggen, wobei aus einer halben öfters mal fünf Stunden würden. Sie sei sehr eifersüchtig auf die Freundin ihres Mannes, obwohl ihr Mann beteuere, diese Freundschaft sei nicht sexuell, sondern „rein platonisch". Zu ihrer Persönlichkeit gab die Patientin an, sie fühle sich auf der einen Seite oft minderwertig, auf der anderen Seite sei sie sehr ehrgeizig. Sie habe eher eine ruhige Art und könne Aggressivität nach außen nur schlecht zeigen, aber innen in ihr selber brodele es oft. Das Durchsetzungsvermögen sei gut, oft habe sie allerdings eine Art, ihre Ziele „hinten herum" zu erreichen. Bezüglich der Sexualität sei sie eher etwas „verklemmt". Auch in ihrem Elternhaus sei Sexualität ein striktes Tabu gewesen.

Sämtliche körperlichen sowie apparativen Zusatzuntersuchungen waren unauffällig.

Mit der Patientin wurde eine **intensive psychotherapeutische Behandlung** begonnen. In den ersten Einzelgesprächen zeigte sich, dass bereits früher in Stresssituationen wiederholt ähnliche Beschwerden aufgetreten seien. Auch die jetzigen Beschwerden zeigten einen engen zeitlichen Zusammenhang mit den vermuteten Kontakten ihres Ehemannes zu seiner Freundin. Während er mit dieser joggen gehe, könne sie selbst sich kaum noch fortbewegen. In einem ausführlichen Gespräch mit dem Ehemann der Patientin gab dieser an, dass er zwar seine Frau verlassen wolle, dies jedoch wegen ihrer Erkrankung wohl nicht tun werde.

Im weiteren Verlauf der Therapie gelang es, den vermuteten Zusammenhang mit der sozialen Situation und den aufgetretenen Beschwerden mit der Patientin gemeinsam zu analysieren. In der Therapie wurden dabei sowohl tiefenpsychologische als auch verhaltenstherapeutische Aspekte eingebracht. Zur Zeit befindet sich das Ehepaar in einer **gemeinsamen gesprächstherapeutischen Behandlung** (aus: Möller, Laux, Deister: Psychiatrie, 1995).

5.7 Anorexia nervosa einer Studentin

Die jetzt 25-jährige Studentin wurde als das zweite Kind einer Hausfrau und eines Bauingenieurs geboren. Ein Bruder ist sechs Jahre älter. Die Patientin berichtet, die frühkindliche Entwicklung sei unauffällig gewesen. Die Erziehung ihrer Eltern sei ein Mittelmaß zwischen Freiheit und Strenge gewesen; die Mutter habe in der Erziehung dominiert, der Vater sei mehrere Jahre beruflich bedingt nur alle zwei Wochen zu Hause gewesen. Die Ehe der Eltern sei eher schlecht gewesen, sie hätten sich immer viel gestritten. Auch in der Partnerbeziehung dominierte die Mutter; sie selber habe sich mehr dem Vater angeschlossen. Häufig habe die Mutter versucht, Beziehungen zu Freundinnen zu unterbinden, so dass sie meist sehr isoliert gewesen sei. Jedes Gespräch über sexuelle Themen sei in der Familie völlig tabu gewesen.

In der Grundschule war die Patientin eine sehr gute Schülerin, im Gymnasium ließen die Leistungen langsam nach. Nach dem 11. Schuljahr ging die Patientin dann vom Gymnasium ab und besuchte eine höhere Handelsschule. Sie gab an, in dieser Zeit habe dann ihre „Magersucht" begonnen. Damals habe sie zum ersten Mal einen festen Freund gehabt. Dieser habe ihr gegenüber wiederholt bemerkt, dass sie „zu fett" sei. Bei einer Körpergröße von 1,65 m habe sie damals etwa 55 kg gewogen. Die Bemerkungen ihres Freundes seien für sie aber nicht überraschend gekommen, da sie sich selber auch als zu dick erlebt habe. Innerhalb eines Jahres habe sie von 55 kg bis auf 35 kg Körpergewicht abgenommen, in dem sie eine „sehr strenge Diät" eingehalten habe. Ab und zu habe sie auch einmal absichtlich erbrochen, wenn sie ihren Diätvorschriften nicht nachgekommen sei. Ihre Mutter habe die Gewichtsabnahme zunächst überhaupt nicht registriert, sondern es ihr erst – als sie bereits 35 kg wog – an ihrem Gesicht angesehen. Auch ihr Vater habe nichts davon bemerkt. Im übrigen habe sie zu dieser Zeit zu ihrer Mutter ein besseres Verhältnis gehabt, da ihr Vater eifersüchtig auf ihren damaligen Freund gewesen sei. Während dieser Phase habe sie einen ständigen Bewegungsdrang verspürt, habe oft für die Familie und andere gekocht. Nach einem Jahr habe sie die höhere Handelsschule abgebrochen. Sie sei zwar die Klassenbeste gewesen, aber mit den Lehrern und den Mitschülern habe sie nicht zurecht kommen können.

Vor sechs Jahren sei es zum ersten Krankenhausaufenthalt in einer internistischen Klinik gekommen. Sie sei von dort mit einem Körpergewicht von 42 kg entlassen worden.

Anschließend erfolgte eine ambulante psychotherapeutische Behandlung, die von der Patientin selbst – trotz Gewichtszunahme auf 50 kg – als völlig erfolglos eingestuft wurde. Nach dem Abbruch der ambulanten Behandlung nahm die Patientin innerhalb eines Jahres bis auf 28 kg ab und musste schließlich komatös erneut in ein Krankenhaus eingeliefert werden. Nach diesem Krankenhausaufenthalt begann die Patientin eine Aushilfstätigkeit in einem Kaffee. Sie gab an, sie habe damals einen ständigen Kampf mit dem Essen geführt.

In der Folgezeit kam es zu wiederholten stationären Behandlungen, vorübergehend auch in einer Spezialklinik für Anorexia nervosa. Zwischenzeitlich befand sich die Patientin mehrfach in ambulanter Psychotherapie, brach diese Therapien dann jedoch immer wieder kurzfristig ab. Aktuell führte eine deutliche depressive Verstimmung mit Antriebsminderung, innerer Leere und suizidalen Gedanken zur stationären Aufnahme. Das aktuelle Körpergewicht betrug 58 kg (aus: Möller, Laux, Deister: Psychiatrie, 1995).

III. Anhang

Literaturverzeichnis

Adams R.D., Victor M., Ropper A.H., Prinzipien der Neurologie. London: Mc Graw-Hill, 1997

Augustin, M., Schmiedel, V., Praxisleitfaden Naturheilkunde. Neckarsulm, Stuttgart: Jungjohann Verlagsgesellschaft, 1994

Benkert O., Hippius H., Kompendium der Psychiatrischen Pharmakotherapie. Berlin, Heidelberg, New York: Springer Verlag, 1998

Besser R., Gross-Selbeck G., Epilepsiesyndrome – Therapiestrategien. Stuttgart, New York: Georg Thieme Verlag, 1996

Boss N., Hoffmann La Roche Lexikon Medizin. München, Wien, Baltimore: Hoffmann-La Roche AG, Urban und Schwarzenberg, 1987

Conrad B., Ceballos-Baumann A. O., Bewegungsstörungen in der Neurologie. New York: Georg Thieme Verlag Stuttgart, 1996

Conrad K., Die beginnende Schizophrenie. New York, Stuttgart: Georg Thieme Verlag, 1992

Dengler R., Ludolph A., Ziertz S., Amyotrophe Lateralsklerose. Stuttgart, New York: Georg Thieme Verlag, 2000

Dilling H., Mombour W., Schmidt M.H., Internationale Klassifikation psychischer Störungen (ICD-10). Bern, Göttingen, Toronto: Verlag Hans Huber, 1991

Dörner K., Plog U., Irren Ist Menschlich. Bonn: Psychiatrie Verlag, 1992

Gaisbauer, M., Homöopathie psychiatrischer und psychosomatischer Erkrankungen. Stuttgart: Sonntag Verlag, 1999

Hörnlimann B., Riesner D., Kretzschmar H., Prionen und Prionkrankheiten. Berlin, New York: Walter de Gruyter, 2001

Huber G., Psychiatrie. Stuttgart, New York: Schattauer Verlag, 1999

Jost W., Therapie des idiopathischen Parkinson-Syndroms. Bremen, London, Boston: Uni-Med, 2000

Kautz-Thal H., Klinische Neurologie in Stichworten. Stuttgart, New York: Georg Thieme Verlag 1999

Kunze K., Praxis der Neurologie. New York: Georg Thieme Verlag Stuttgart, 1999

Leonhardt, H. G., Töndury, Zilles, K., Nervensystem Sinnesorgane. Thieme, Stuttgart 1987

Mann K., Neue ärztliche Aufgaben bei Alkoholproblemen. Deutsches Ärzteblatt 99, 2002

Mattes A., Schneble H., Epilepsien. New York: Georg Thieme Verlag Stuttgart, 1992

Michel O., Morbus Meniére. Stuttgart, New York: Georg Thieme Verlag 1998

Möller H.-J., Laux G., Deister A., Psychiatrie. Stuttgart: Hippokrates Verlag, 1995

Patten J., Neurologische Differentialdiagnose. Berlin, Heidelberg, New York: Springer, 1996

Poeck K., Neurologie. Berlin, Heidelberg, New York, London, Paris, Tokio: Springer Verlag, 1987

Rauber, Kopsch, Anatomie des Menschen, Band III. Stuttgart, New York: Thieme Verlag, 1987

Riemann F., Grundformen der Angst. München, Basel: Ernst Reinhardt Verlag, 1998

Schiebler T. H., Schmidt W., Lehrbuch der gesamten Anatomie des Menschen. Berlin, Heidelberg, New York, Tokio: Springer-Verlag, 1983

Sommer, S., Contacta med. Freiburg im Breisgau, 1984/85

Straßburg, H.M., Dachender, W., Kreß, W., Entwicklungsstörungen bei Kindern. München, Jena: Urban & Fischer Verlag, 2003

Trepel M., Neuroanatomie. München: Urban & Fischer Verlag, 1999

Zilles K., Rehkämper G., Funktionelle Neuroanatomie. Berlin, Heidelberg, New York: Springer-Verlag, 1994

Sachregister

Informationen und Adressen

- Deutsche Alzheimer Gesellschaft e. V.
  Friedrichstraße 236
  10969 Berlin
  Tel.: 030/31 50 57 33
- Deutsche Gesellschaft für Psychiatrie, Psychotherapie und Nervenheilkunde
  Am Universitätsklinikum Freiburg
  Abteilung für Psychiatrie und Psychotherapie
  Hauptstraße 5
  79104 Freiburg
  Tel.: 0761/27 00
- Deutsche Parkinson Vereinigung Bundesverband e. V. SHG
  Moselstr. 31
  41464 Neuss
  Tel.: 02131/74 02 70
- Deutsche Schlaganfall-Liga e. V.
  Carl-Bertelsmann-Straße 256
  33311 Gütersloh
  Tel.: 05241/97 700
- Deutsche Tinnitus-Liga e. V. DTL
  Gemeinnützige Selbsthilfeorganisation
  Am Lohsiepen 18
  42353 Wuppertal
  Tel.: 0202/24 65 20

Der Autor

Dr. med. B. Voß, Facharzt für Neurologie und Facharzt für Psychiatrie, Psychotherapeut, ist nach langjähriger klinischer Tätigkeit Leiter des Sozialpsychiatrischen Dienstes beim Gesundheitsamt der Stadt Krefeld.